Wilde Heidelbeere

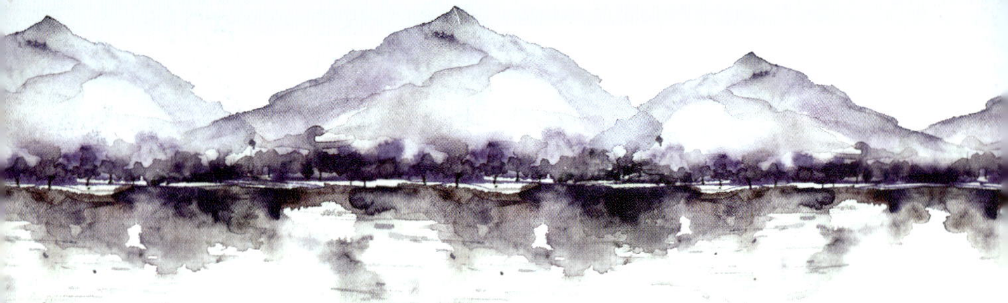

1. Auflage Februar 2021

Lektorat: Christina Neuhaus
Umschlaggestaltung, Satz und Layout: Stefanie Huber

ISBN: 978-3-86445-812-5

Gerne senden wir Ihnen unser Verlagsverzeichnis
Kopp Verlag
Bertha-Benz-Straße 10
D-72108 Rottenburg
E-Mail: info@kopp-verlag.de
Tel.: (0 74 72) 98 06-10
Fax: (0 74 72) 98 06-11

Unser Buchprogramm finden Sie auch im Internet unter:
www.kopp verlag.de

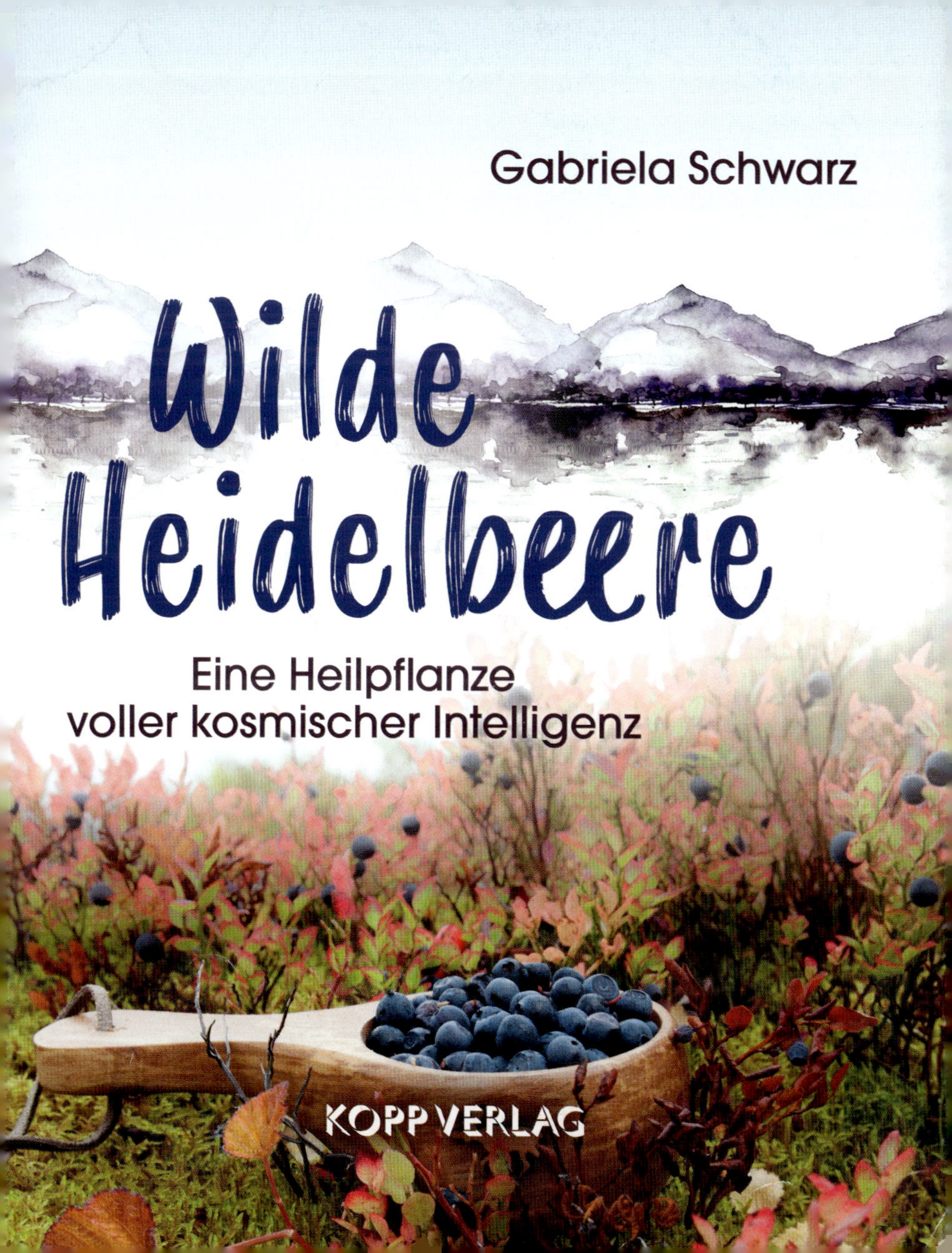
Gabriela Schwarz
Wilde Heidelbeere
Eine Heilpflanze voller kosmischer Intelligenz
KOPP VERLAG

Inhalt

Vorwort

Die wilde Heidelbeere – das heimische Superfood

Die Schulmedizin bedient sich inzwischen modernster Verfahren. Für nahezu jede Erkrankung gibt es in Studien vielfach erprobte Medikamente. Und doch besinnen sich immer mehr Menschen auf alternative Heilmethoden und greifen auf die große Schatzkiste der Natur zurück. Damit folgen sie Sebastian Kneipp, der schon vor fast 200 Jahren sagte: »Alles, was wir brauchen, hat uns die Natur reichlich geschenkt.«

Zu den schon seit Jahrhunderten sehr geschätzten Heilpflanzen gehört die wilde Heidelbeere, deren medizinische Wirkungen sogar wissenschaftlich erwiesen sind. Bereits im Mittelalter kannte die Benediktinerin und Universalgelehrte Hildegard von Bingen (1098–1179) die Heilwirkungen der blauen Beere. Und Mediziner wie der deutsche Arzt und Apotheker Jacobus Theodorus Tabernaemontanus (um 1522–1590) beschrieben in diversen Kräuterbüchern ausführlich, wie sie die wilde Heidelbeere schon damals erfolgreich bei allen möglichen Erkrankungen anwandten.

Setzten Heiler die wilde Heidelbeere damals allein aufgrund ihrer positiven Erfahrungen in der Behandlung von Patienten ein, so kennt man heute die gesunden Inhaltsstoffe dieser Frucht. Dies sind in erster

Linie Antioxidantien, Gerbstoffe, Vitamine, Mineralstoffe und Ballaststoffe. Und diese breite Palette an gesunden Wirkstoffen bestimmt das weite Spektrum der Einsatzgebiete der blauen Superfrucht.

So beugen Heidelbeeren nicht nur Ablagerungen in den Blutgefäßen (Arteriosklerose) und damit auch Thrombosen, Schlaganfällen oder Herzattacken vor, sie können auch das Risiko verringern, an Parkinson zu erkranken. Die blauen Wunderbeeren wirken antientzündlich und dämpfen Schmerzen. Sie senken den Insulinspiegel, indem sie die Empfindlichkeit der Zellen für Insulin erhöhen. Außerdem lindern sie Beschwerden durch Krampfadern sowie Schmerzen bei Magen- und Darmgeschwüren. Frische Heidelbeeren fördern die Verdauung, getrocknete Beeren wirken Durchfallerkrankungen entgegen. Die kleinen blauen Beeren helfen bei Sehschwäche, gegen Nieren- und Harnbeschwerden, unterstützen die Funktion von Herz und Kreislauf und stärken das Immunsystem. Sogar gegen Schmerzen und Bewegungseinschränkungen im Rahmen von Arthrose, Arthritis und Gicht zeigen sie Wirkung. Sie wirken positiv auf die Glückshormone Serotonin und Dopamin, steigern die Durchblutung und beeinflussen unser Gedächtnis positiv. Aufgrund ihres hohen Gehalts an Antioxidantien beugen sie sogar Alterserscheinungen vor. Die wilde Heidelbeere ist also ein echtes Gesundheitswunder, das außerdem noch köstlich schmeckt.

Nur die wilde Heidelbeere wirkt positiv auf Ihre Gesundheit!

Die positiven Effekte auf unsere Gesundheit besitzt allein die wilde Heidelbeere. Denn nur in ihr liegen die wertvollen Inhaltsstoffe in ausreichend hoher Konzentration vor. Bei den Kulturheidelbeeren, die Sie im Supermarkt im Obstregal finden, spielen die gesunden Vitalstoffe wegen ihrer nur äußerst geringen Konzentration gesundheitlich so gut wie keine Rolle. Deshalb beziehen sich alle Mengenangaben in diesem Buch auf die wilde Heidelbeere. Lediglich bei den Kochrezepten können Sie die Kulturheidelbeere verwenden.

In diesem Ratgeber erfahren Sie alles Wissenswerte zur Geschichte und Heilkraft der wilden Heidelbeere. Es gibt viele Tipps, wie Sie Ihre eigene Gesundheit und die Ihrer Familie mit der wilden Heidelbeere stärken und die Früchte gegen zahlreiche Erkrankungen einsetzen können. Und auch kulinarische Genüsse kommen nicht zu kurz. Ich habe für Sie schmackhafte Rezepte mit Heidelbeeren zusammengestellt. Sicher ist auch etwas für Sie dabei!

Jetzt wünsche ich Ihnen eine interessante und spannende Lektüre!
Ihre Gaby Schwarz

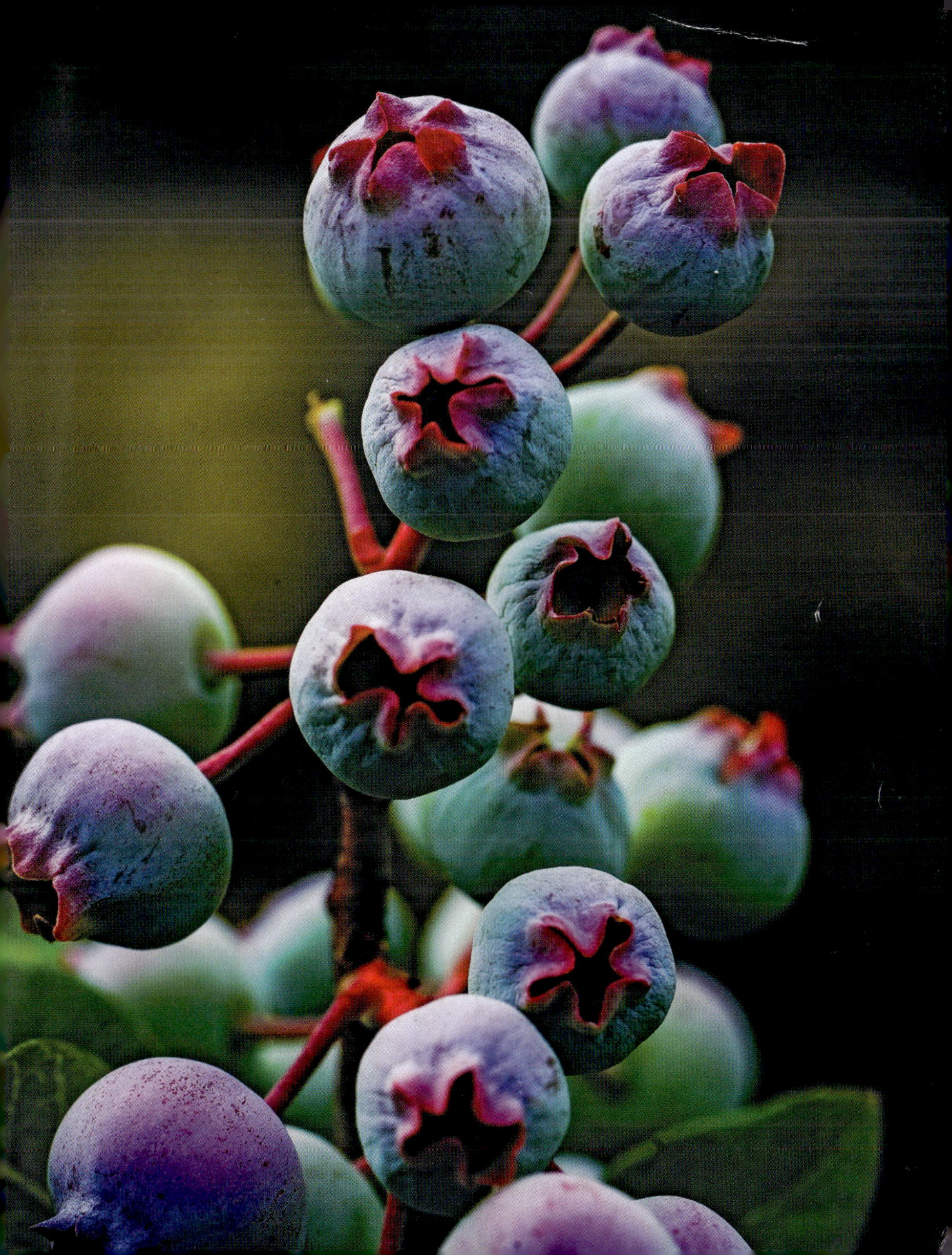

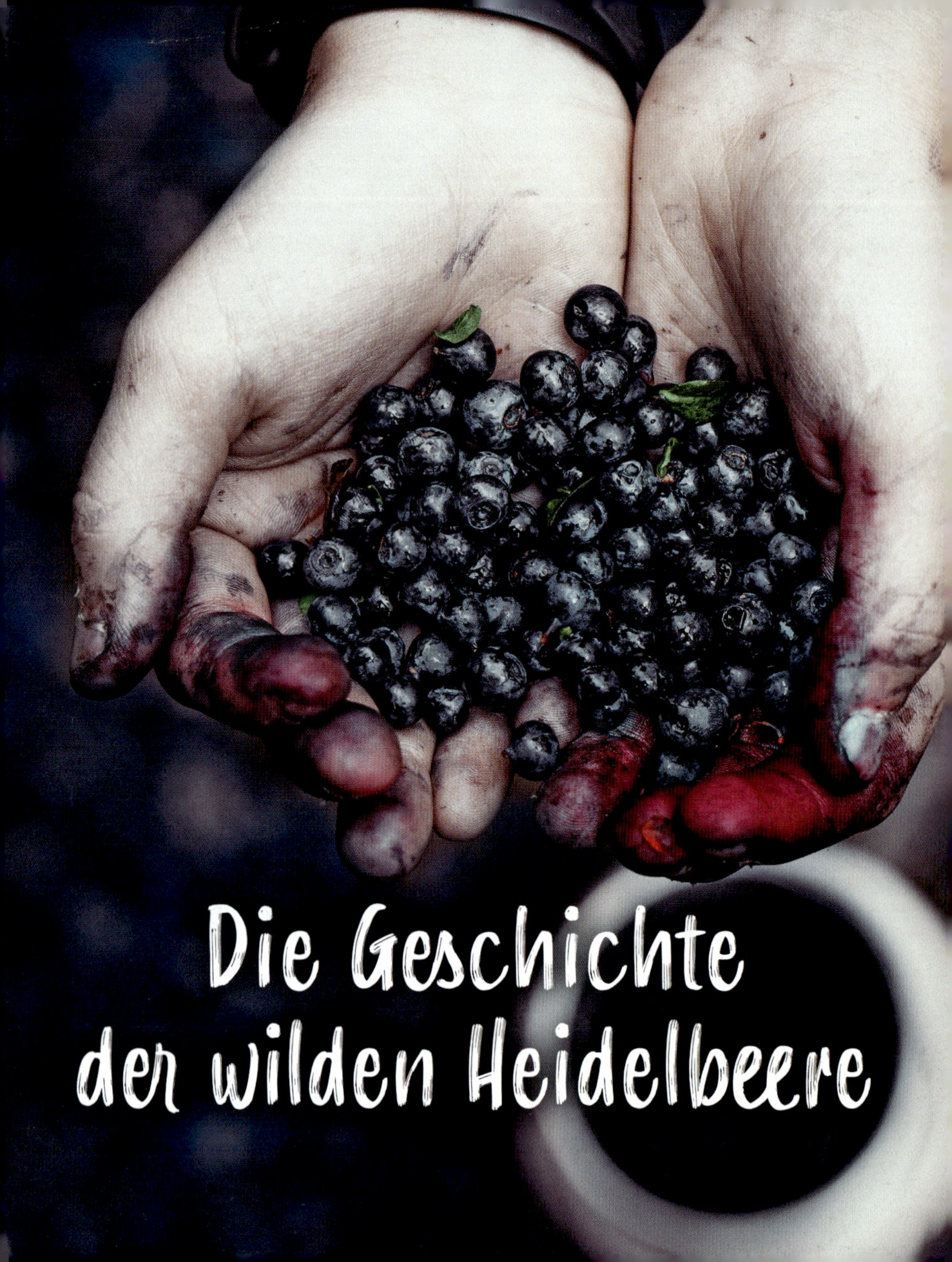

Die Geschichte der wilden Heidelbeere

Die wahrscheinlich frühesten Aufzeichnungen über die Heidelbeere finden sich in den Schriften des römischen Naturgelehrten Plinius des Älteren (23/24–79). Im antiken Rom wurden Heidelbeeren als verlockende Leckerbissen zum Vogelfang kultiviert. Auch die Gewänder der römischen Sklaven wurden mit dem Saft der Beeren eingefärbt, um die Entrechteten für jedermann deutlich zu kennzeichnen. Außerdem wurde aus dem Saft durch Zusatz von Alaun, Galläpfeln, Grünspan und Salmiak violette oder purpurfarbene Malfarbe gewonnen.

Für die Ureinwohner Nordamerikas galt die Heidelbeere als Gabe des »großen Geistes«. Er schenkte sie seinen Kindern, um sie vor dem Hungertod zu bewahren.

Mitte des 19. Jahrhunderts wurde in den USA die Methode entwickelt, Lebensmittel in Dosen zu konservieren. Dieses Verfahren ermöglichte nun den Transport der leckeren Früchte in das ganze Land.

Auch in Europa wurden die frischen Heidelbeeren weiterverarbeitet und erfreuen sich als Kompott, Konfitüre, Saft und Wein auch heute noch großer Beliebtheit.

Blaubeere oder Heidelbeere?

Worin besteht eigentlich der Unterschied zwischen Blaubeeren und Heidelbeeren? Tatsächlich handelt es sich lediglich um zwei verschiedene Namen für ein und dieselbe Frucht – je nach Region werden die Beeren entweder Blau- oder Heidelbeeren genannt.

Das Heilmittel Heidelbeere im Laufe der Zeit

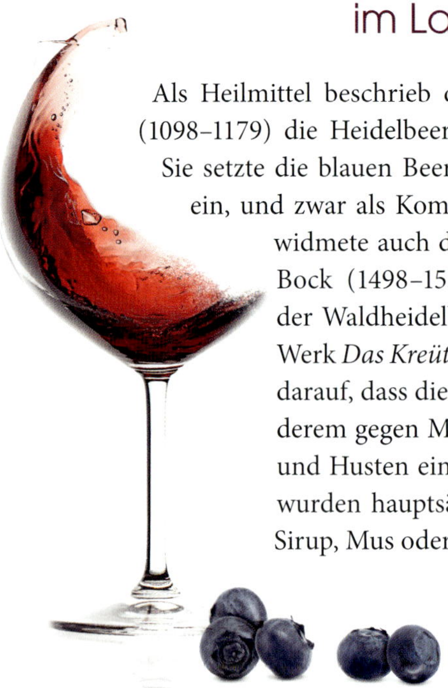

Als Heilmittel beschrieb die Äbtissin Hildegard von Bingen (1098–1179) die Heidelbeere erstmals in ihrem Buch *Physica*. Sie setzte die blauen Beeren vor allem in getrockneter Form ein, und zwar als Kompresse zur Wundheilung. Viel Platz widmete auch der Botaniker und Arzt Hieronymus Bock (1498–1554), genannt Tragus, den Effekten der Waldheidelbeere auf die Gesundheit in seinem Werk *Das Kreütter Buch*. Darin finden sich Hinweise darauf, dass die wilde Heidelbeere damals unter anderem gegen Magenprobleme, Lungenbeschwerden und Husten eingesetzt wurde. In der Volksmedizin wurden hauptsächlich aus den Beeren zubereiteter Sirup, Mus oder Wein verwendet.

Interessantes und Kurioses zur Heidelbeere

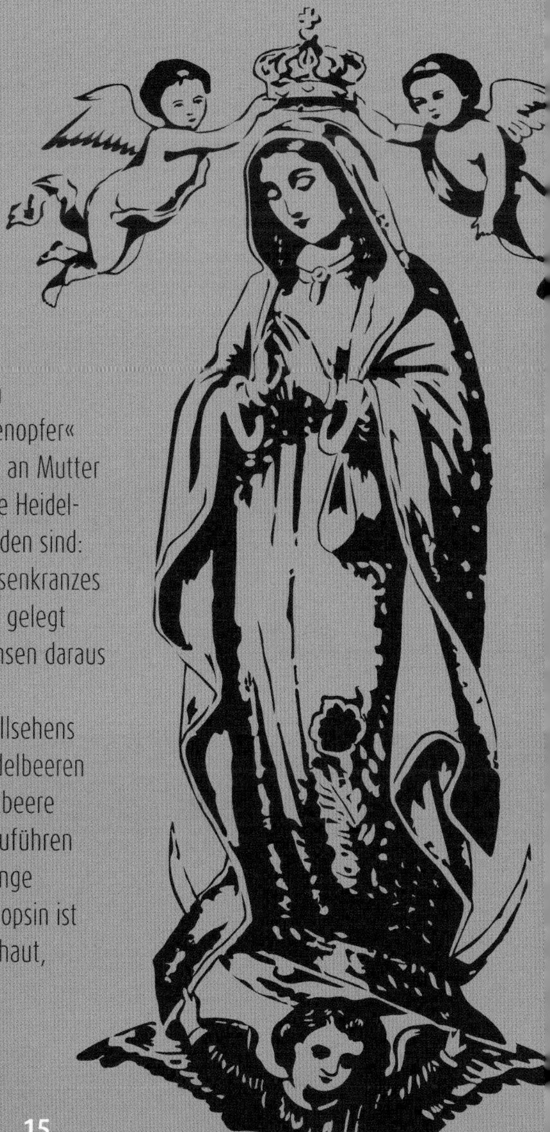

Im Reich der Mythen wird die Heidelbeere mit der »Großen Göttin« und im Christentum mit der Jungfrau Maria in Verbindung gebracht. Beim Sammeln zu Boden gefallene Beeren gelten als »Beerenopfer« an Maria, an die Große Göttin oder an Mutter Erde. Eine Legende besagt, dass die Heidelbeeren aus dem Rosenkranz entstanden sind: Einst soll Maria die Perlen ihres Rosenkranzes dem Heiligen Gangolf in die Hände gelegt haben. Als dieser sie aussäte, wuchsen daraus Heidelbeersträucher.

Auch die Gabe des Klar- und Hellsehens soll sich nach dem Genuss von Heidelbeeren einstellen, worauf die Namen Blickbeere oder Äuglbeer hinweisen. Zurückzuführen ist dieser Glaube auf die große Menge Rhodopsin in der Heidelbeere. Rhodopsin ist eines der Sehpigmente in der Netzhaut, welches das Sehvermögen in der Dämmerung steigert.

Märchen und Sagen lassen vermuten, dass die Heidelbeere von alters her als geheimnisvoll galt. So soll sie dort wachsen, wo sich die Eingänge des unterirdischen Reichs der Zwerge befinden und diese samt ihren Schätzen vor Bösem bewahren.

Nach dem Volksglauben darf in der Umgebung von Karlsbad keine schwangere Frau Heidelbeeren pflücken, da sonst das Kind mit vielen schwarzen Muttermalen geboren wird.

Angeblich sollen Heidelbeeren am Namenstag des Heiligen Jakob, dem 25. Juli, besonders gut schmecken und in ihrer Heilwirkung gesteigert sein.

Nach dem mittelalterlichen Poeten Paulus Schede Melissus (1539–1602) leitet sich auch der Name der Stadt Heidelberg von der Heidelbeere ab. »Heidel« steht für die in der Umgebung der Stadt und auch auf dem »Berg« reichlich wachsenden Waldheidelbeeren. Auch im Gründungssiegel der Universität Heidelberg ist die Heidelbeere verewigt. Nach neuesten Untersuchungen sind dort Heidelbeerzweige zu sehen.

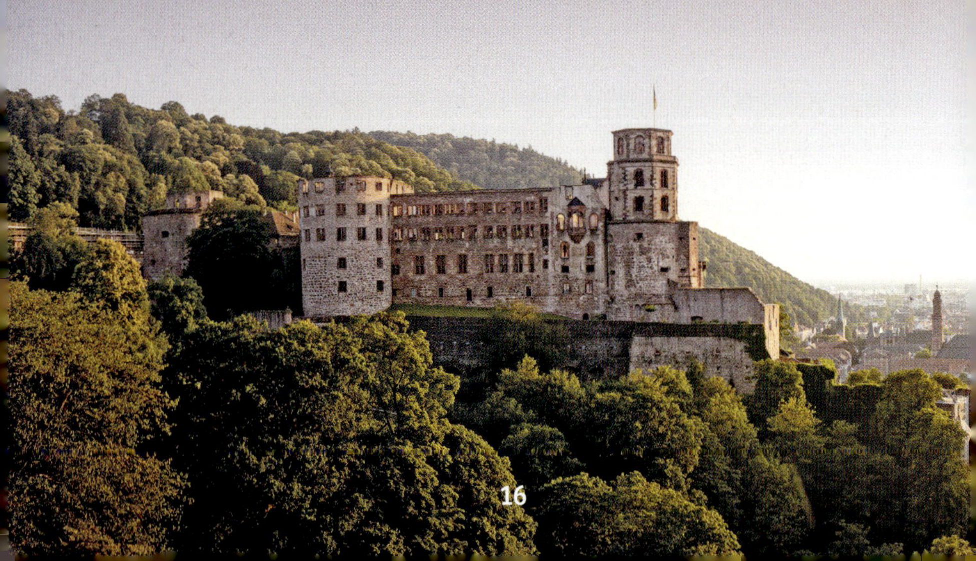

Der Schriftsteller Mark Twain (1835–1910) vollendete sein Buch *Die Abenteuer des Huckleberry Finn* in Heidelberg und widmete es der Stadt, denn die Waldheidelbeere heißt im Englischen *huckleberry*.

Früher legten die Kinder, die Heidelbeeren gesammelt haben, neun Beeren in eine kleine Baumhöhle oder auf einen Stein. In der Hoffnung auf eine reiche Ernte zerdrückten sie die Beeren. Mit diesem Brauch sollte der »Heidelbeermann«, ein im Thüringer und Braunschweiger Raum bekannter Waldgeist, milde gestimmt werden.

In einer Sage aus der Rhön wird vom Gebet eines Vaters an die Gottesmutter Maria erzählt. Sie stieg zur Erde herab und verteilte viele kleine schwarze Perlen auf dem Waldboden. Im Jahr darauf wuchsen dort Heidelbeeren, die die große Hungersnot der Menschen linderten.

Und zu guter Letzt drückt eine alte Volksweisheit aus, welche positiven Eigenschaften die Heidelbeere besitzt: »In der Heidelbeerernte kann der Arzt auf Urlaub gehen.«

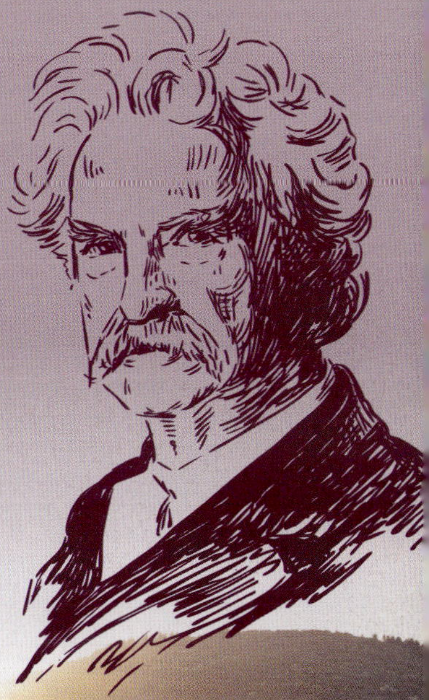

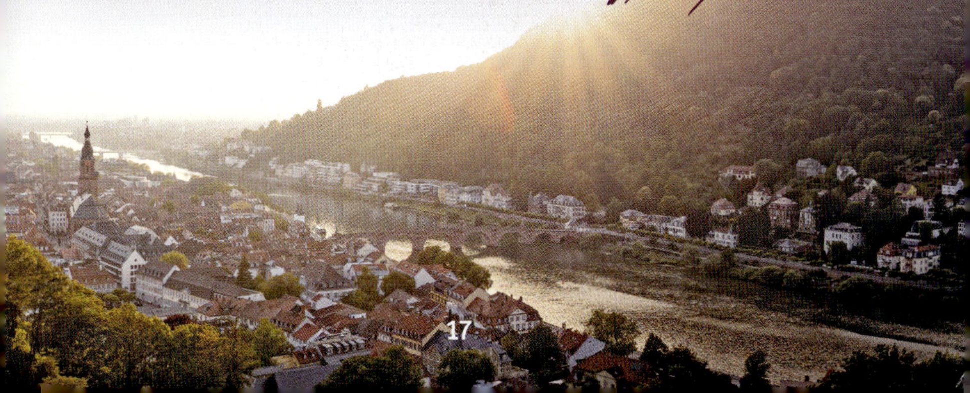

Auch der deutsche Arzt und Apotheker Jacobus Theodorus Tabernaemontanus (um 1522–1590) beschrieb die Heilwirkung der Heidelbeere in seinem *Neuw Kreuterbuch,* wie folgende Zeilen belegen:

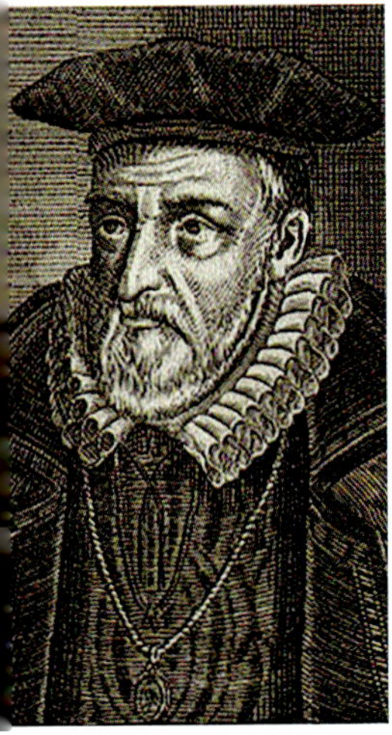

»Von diesen Blättern mit Rosenöl ein Pflaster gemacht/
ist nutz zur Geschwulst an heimlichen Orten.
Der Safft der Blätter im Mund gehalten/
ist gut für die Fäule.
Die Wurzel gepulvert/
in die Wunden gestreuet/
benimmt das faul Fleisch/
und heilet sehr.
Die roten Heidelbeer gedörret und gepulvert und eingenommen/
ist gut wider den Stein/
soll kräfftig die Ruhr und den Bauchfluß stellen.
Das Pulver in Wasser gelegt/
färbt dasselbige/
dass es sihet wie rother Wein/
ist auch lieblich zu trincken für den Durst.«

Tabernaemontanus setzte die Heidelbeere innerlich gegen die »Hitze des Magens«, »Erbrechen« und »Bauchfluss« (Ruhr) ein. Außerdem empfahl er die Beere zur Heilung bei »Geschwulsten an geheimen Orten« und bei »faulem Wundfleisch«.

Der deutsche Naturforscher, Arzt und Botaniker Adamus Lonicerus (1528–1586) schenkte der Heidelbeere in seinem erstmals 1557 erschienenen *Kreuterbuch* seine Aufmerksamkeit. Unter dem Autorennamen Adam Lonitzer empfiehlt er Blätter und Früchte als Brechmittel. Sie sollen auch gegen Blasensteine und Gallenleiden wirken. Der Blättersaft allein sei effektiv gegen »Mundfäule«, »Blutspeien« und »Lendenstein« (Nierensteine). Aufgüsse der Beeren und Blätter sollen bei Frauen die Menses auslösen oder verstärken.

Der Naturheilkundler und Pfarrer Sebastian Kneipp (1821–1897) beschäftigte sich in seinem 1886 erschienen Werk *Meine Wasserkur* ausführlich mit den gesundheitlichen Wirkungen der Heidelbeere. Er schreibt: »Kein Haus sollte sein, das nicht eine gute Portion Heidelbeeren dörrt und fürs Jahr aufbewahrt. Sie sind zu gar vielem nütze. Man bringt Heidelbeeren, soviel man mit zwei bis drei Handvoll fassen kann, in ein Glas und gießt guten, echten Branntwein darauf. Je längere Zeit (selbst jahrelang) die angesetzten Beeren stehen, das heißt, je besser sie ausgezogen werden, umso schärfer wird und wirkt die Medizin solchen Beerengeistes. Wer an leichten Diarrhöen mit Schleimbeimengungen leidet, nehme von Zeit zu Zeit einige getrocknete rohe Heidelbeeren, verkaue und schlucke

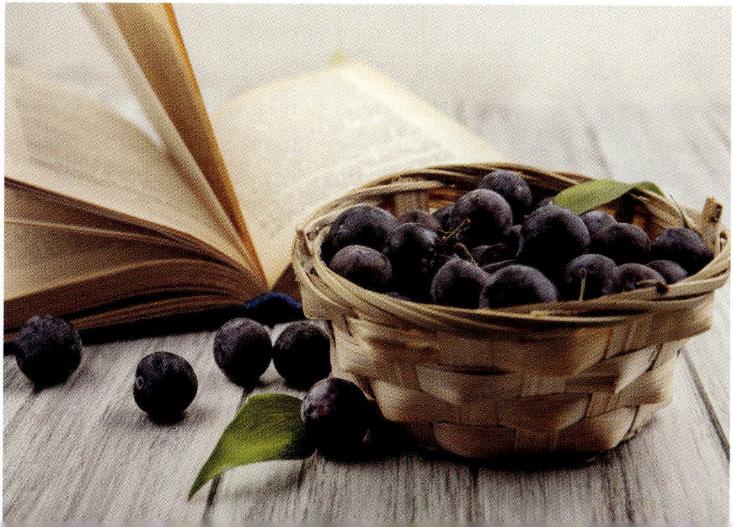

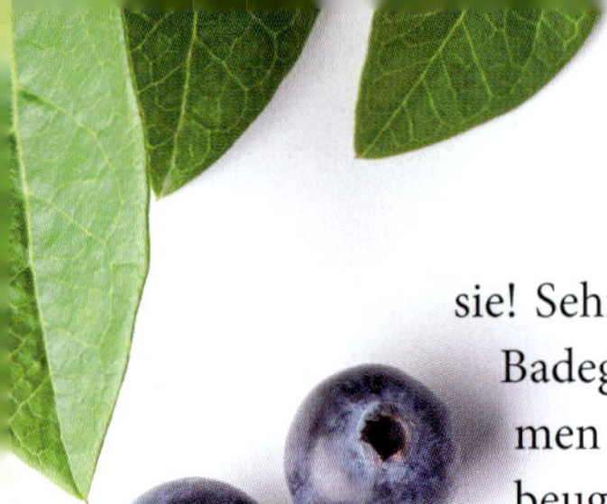

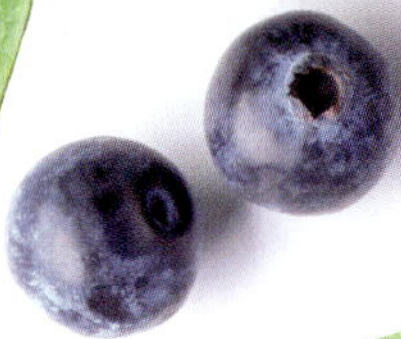

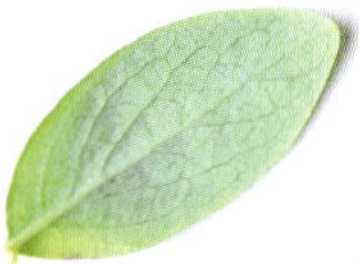

sie! Sehr oft genügt dieses leichteste Mittelchen. Ich sah Badegäste in großen Badestädten, die, um unangenehmen Überraschungen auf dem Spaziergange vorzubeugen, von der erfahrenen und umsichtigen Hausfrau derlei ›Diarrhöestillpillchen‹ mit auf den Weg bekamen.«

Gegen Durchfall, verbunden mit großen Schmerzen, empfiehlt Kneipp Heidelbeerbranntwein. Des Weiteren führt er aus: »Unter den Tinkturen unserer Hausapotheke ist die Heidelbeertinktur die erste und unentbehrlichste. Sie dient in all den oben bezeichneten Fällen und ist einer der wärmsten Freunde des Unterleibes. Die Dosis richtet sich nach dem Grade des Übels: Die kleinste beträgt zehn bis zwölf Tropfen auf Zucker, die stärkere etwa dreißig Tropfen, die stärkste und größte einen Kaffeelöffel, in warmem Wasser oder in Wein (sechs Löffel voll) genommen. Tee von Heidelbeerblättern gilt bei Zuckerkrankheit als nützliches Mittel; auch in der Mischung mit anderen Tees …«

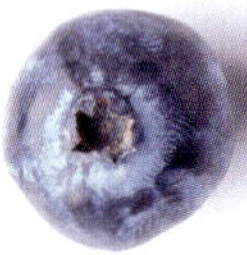

Ähnlich wie Kneipp verschrieb sich auch der Schweizer Pfarrer Johann Künzle (1857–1945) schon während seines Theologiestudiums der Kräuterheilkunde. Als Pfarrer in kleinen Ostschweizer Gemeinden sammelte er alte Heilkräuterrezepte der Landbevölkerung, betätigte sich als Laienheiler und schrieb nebenbei Kräuterbücher wie *Chrut und Uchrut* (»Kraut und Unkraut«). Künzle hatte damit solch durchschlagenden Erfolg, dass er bald seinen Beruf an den Nagel hängte, um sich ganz dem Heilen zu widmen. Allerdings wurde er mehrmals von Ärzten verklagt. 1922 stellte sich Johann Künzle seinen Kritikern und legte – mit 65 Jahren – bei der Sanitätsbehörde ein medizinisches Examen ab. Auch der Kräuterpfarrer Künzle kannte die abführende Wirkung frischer Heidelbeeren. Deshalb verordnete er sie gegen Madenwürmer – eine Anwendung, die heute noch immer aktuell ist.

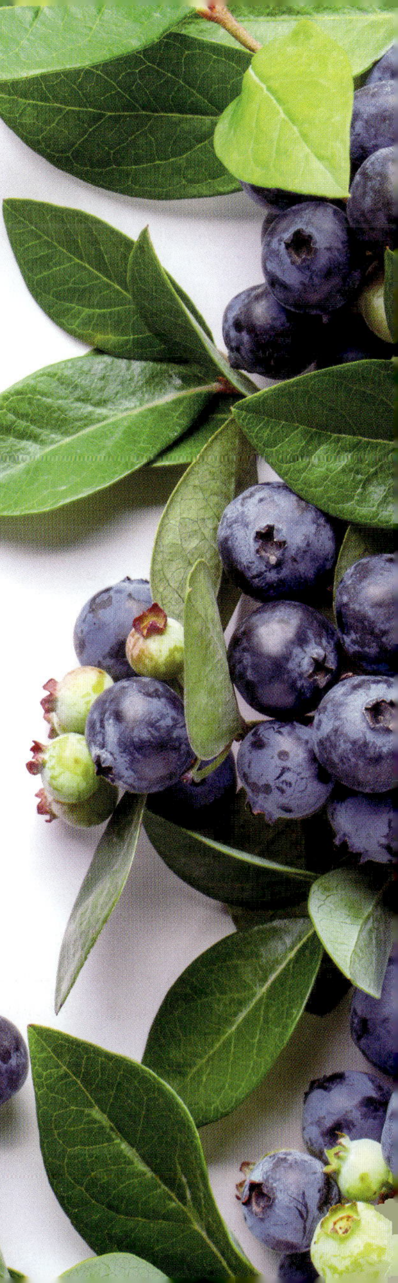

Die wilde Heidelbeere – Pflanze, Vorkommen und Ernte

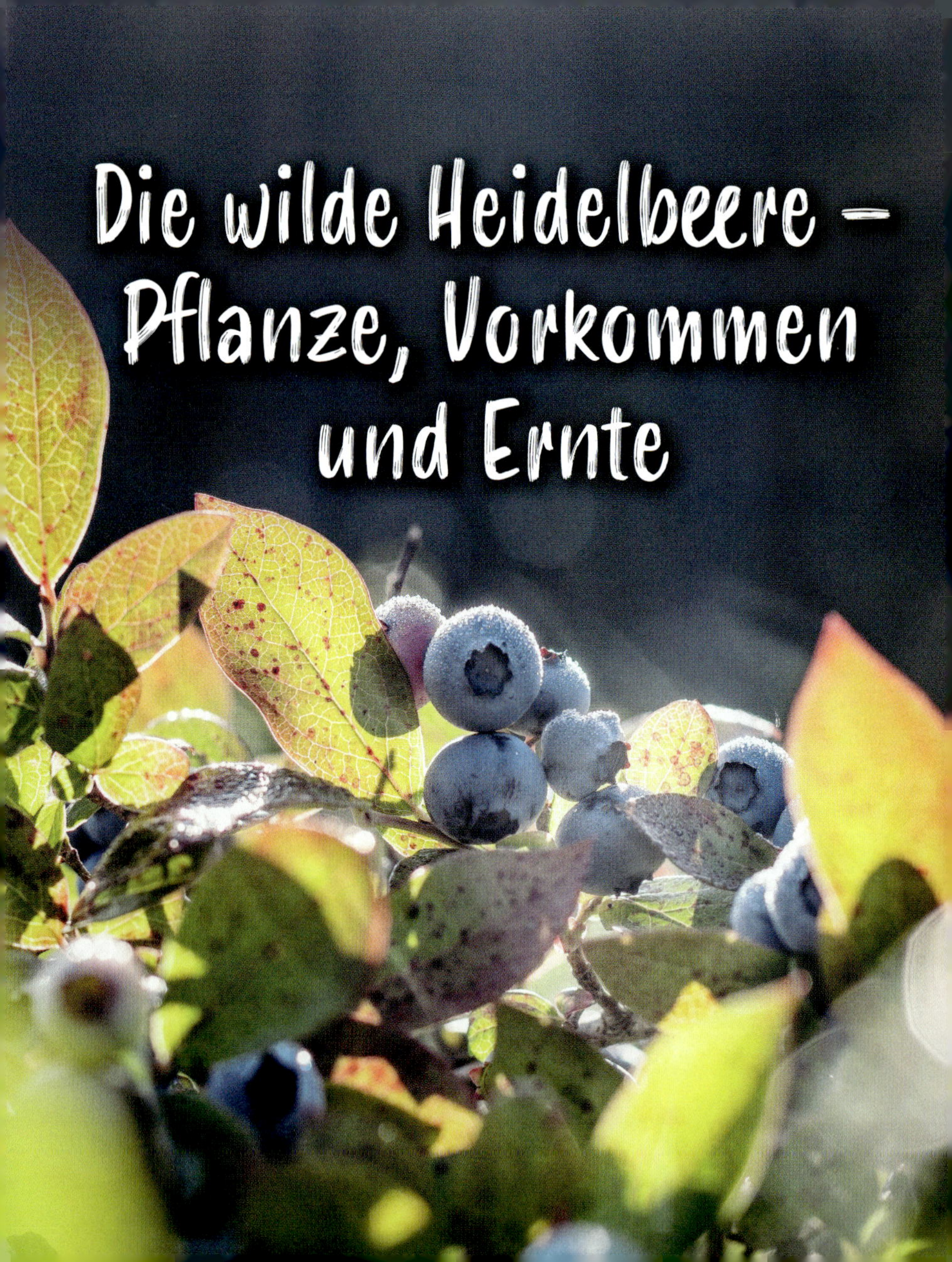

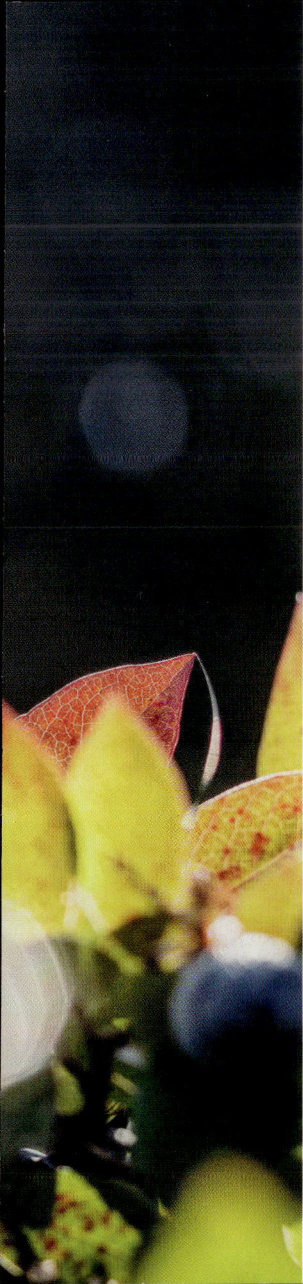

Die in Deutschland beheimatete wilde Heidelbeere *(Vaccinium myrtillus)* ist auch unter dem Namen Blau-, Schwarz- oder Bickbeere bekannt. Sie gehört zu den Heidekrautgewächsen und bevorzugt saure, nährstoffarme und humusreiche Böden. Die wilde Heidelbeere wächst an sogenannten Kleinsträuchern, die eine Höhe von nur rund 50 Zentimetern erreichen. Sie finden die blaue Beere in den Wäldern sowie den Heide- und Moorlandschaften der nördlichen Halbkugel. Doch selbst in den Hochgebirgen Asiens, Südamerikas und Europas fühlt sich die wilde Heidelbeere wohl. So gedeiht sie beispielsweise im Schweizer Kanton Graubünden bis auf 2800 Meter über dem Meeresspiegel.

Heidelbeersträucher werden 20 bis 30 Zentimeter, höchstens 50 bis 60 Zentimeter hoch und bis zu dreißig Jahre alt. Sie wachsen entweder kriechend auf dem Waldboden oder klettern an einem Baum hoch. Die Blätter der wilden Heidelbeere haben die Form eines Eis. Sie sind auf beiden Seiten glatt, der Rand ist fein gesägt. Von Mai bis Juni blüht die wilde Heidelbeere. Dabei bilden bis zu zehn der glockenförmigen, grünlich-weißen bis rosaroten Blüten traubige Blütenstände.

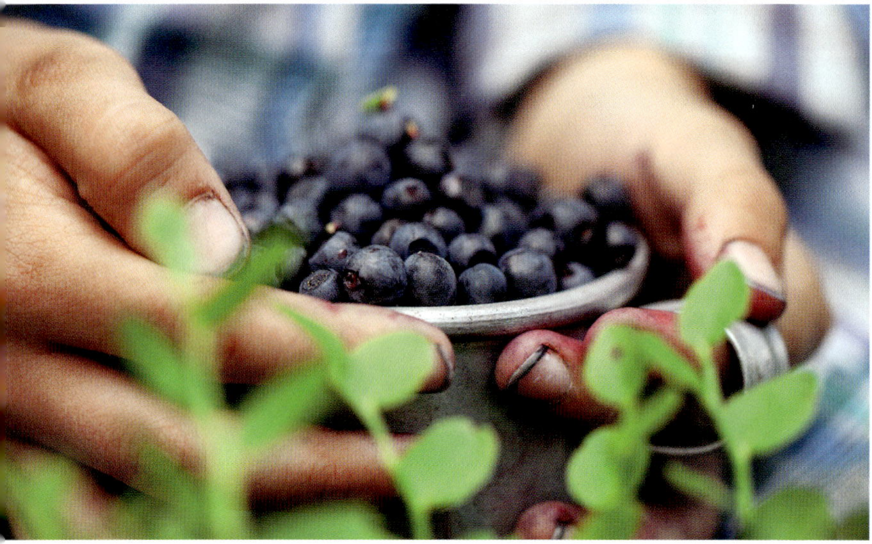

Je kräftiger das Blau, desto gesünder die Beere

Wenn Sie zwischen Ende Juni und September in Kiefer- oder Fichtenwälder gehen, dann finden Sie an geeigneten Stellen die im Vergleich zur Kulturheidelbeere kleinen Früchte der wilden Heidelbeere. Sie schmecken aromatischer, süßlich-sauer, sind von einem intensiveren Blau und haben ein deutlich dunkleres Fruchtfleisch als die Heidelbeere aus dem Supermarkt. Die wertvollen Substanzen sind im Farbstoff der Früchte »versteckt«. Daher gilt: Je intensiver das Blau, desto gesünder die Beere! Das macht die wilde Heidelbeere auch bei Kindern so beliebt, denn im Gegensatz zur Kulturheidelbeere färbt diese Zähne und Zunge blau. Übrigens: Die blaue Farbe verdanken die Heidelbeeren pflanzeneigenen Farbstoffen, den sogenannten Anthocyanen. Auf diese gehe ich aber später noch ein. Weltweit zählt die Wildheidelbeere zu den ergiebigsten Anthocyanquellen.

Unsere Zuchtheidelbeere kommt aus Amerika

In fast jedem Supermarkt finden wir nahezu das ganze Jahr hindurch *Kulturheidelbeeren.* Diese sind aus einer Untergattung der amerikanischen Heidelbeere hervorgegangen und nicht, wie häufig angenommen, aus der heimischen wilden Heidelbeere. Doch wie bereits im Vorwort erläutert, beschäftigt sich dieser Ratgeber ausschließlich mit den gesundheitlichen Effekten der *wilden Heidelbeere.* Die Kulturheidelbeere weist zu geringe Konzentrationen der wertvollen Inhaltsstoffe auf.

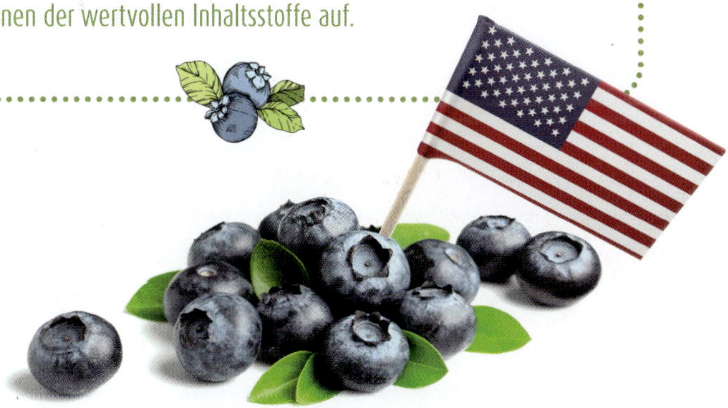

Beim Pflücken und Verzehren der wilden Heidelbeere müssen Sie bitte auf drei Dinge achten:

- Optisch ähnelt die wilde Heidelbeere stark der Rauschbeere. Beide gehören zu den Heidekrautgewächsen, sind aber verschiedene Arten. Im Gegensatz zur wilden Heidelbeere enthält die Rauschbeere noch nicht näher bekannte bewusstseinsverändernde, sogenannte psychoaktive Substanzen. Diese sind auch für den Namen der Rausch- oder Trunkenbeere verantwortlich: Wenn Sie zu viele von diesen Beeren essen, stellt sich ein rauschartiger Erregungszustand ein, der bis hin zu Erbrechen und Schwindelgefühl führen kann. Vergiftungen treten jedoch nur nach dem Verzehr sehr großer Mengen auf.
- Da die wilde Heidelbeere auch den im Wald lebenden Tieren als Nahrungsquelle dient, können daran die für den Menschen schädlichen Eier des Fuchsbandwurms haften. Gegen diese hilft weder Waschen noch Einfrieren, erst das Erhitzen auf mehr als 70 Grad Celsius bannt die Gefahr. Wenn Sie selbst Heidelbeeren sammeln, dann meiden Sie typische Futterstellen von Füchsen wie Hügelkuppen, Felsen, Baumstümpfe oder Wegkreuzungen. Die Fallzahlen von Infektionen mit dem Fuchsbandwurm sind allerdings sehr niedrig und ein Befall ist lange schon kein sicheres Todesurteil mehr.
- Waldheidelbeeren schimmeln schnell. Deswegen sollten Sie die Beeren nach dem Kauf oder Pflücken so rasch wie möglich verzehren oder weiterverarbeiten (trocknen oder einfrieren).

Wilde Heidelbeeren finden Sie auch während der Saison nur selten auf dem Wochenmarkt oder im Obstgeschäft. Sollten dennoch Waldheidelbeeren angeboten werden, so stammen diese in der Regel aus Polen oder anderen Ländern Osteuropas. Dies muss kein Nachteil sein, jedoch könnte die Qualität der Beeren unter den langen Transportwegen leiden.

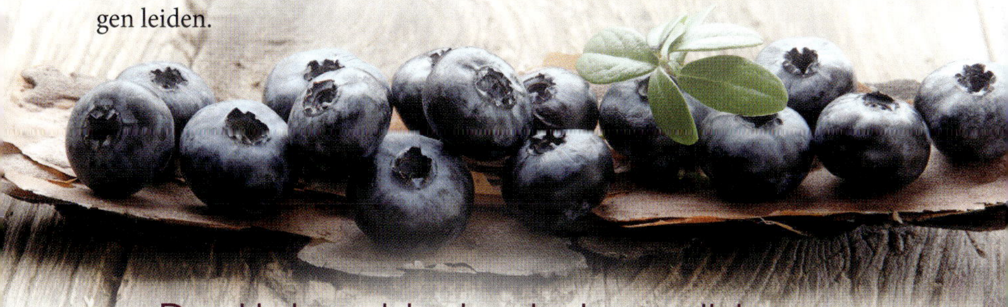

Der Unterschied zwischen wilden Heidelbeeren und Kulturheidelbeeren

Kulturheidelbeeren unterscheiden sich von ihren wilden Verwandten in Europa dadurch, dass sie größer sind und kein blaues, sondern weißes Fruchtfleisch besitzen. Dies ist durch den geringeren Gehalt an Anthocyanen bedingt. Zudem schmecken Kulturheidelbeeren süßer und bei weitem nicht so aromatisch wie die Waldheidelbeeren, was auf der Zusammensetzung der Inhaltsstoffe beruht. So enthalten Kulturheidelbeeren beispielsweise mehr Zucker und Zitronensäure, Wildheidelbeeren dagegen eine höhere Konzentration an Chinasäure. Insgesamt weisen Kulturheidelbeeren also einen geringeren Gehalt an gesunden Inhaltsstoffen auf als die wilde Heidelbeere.

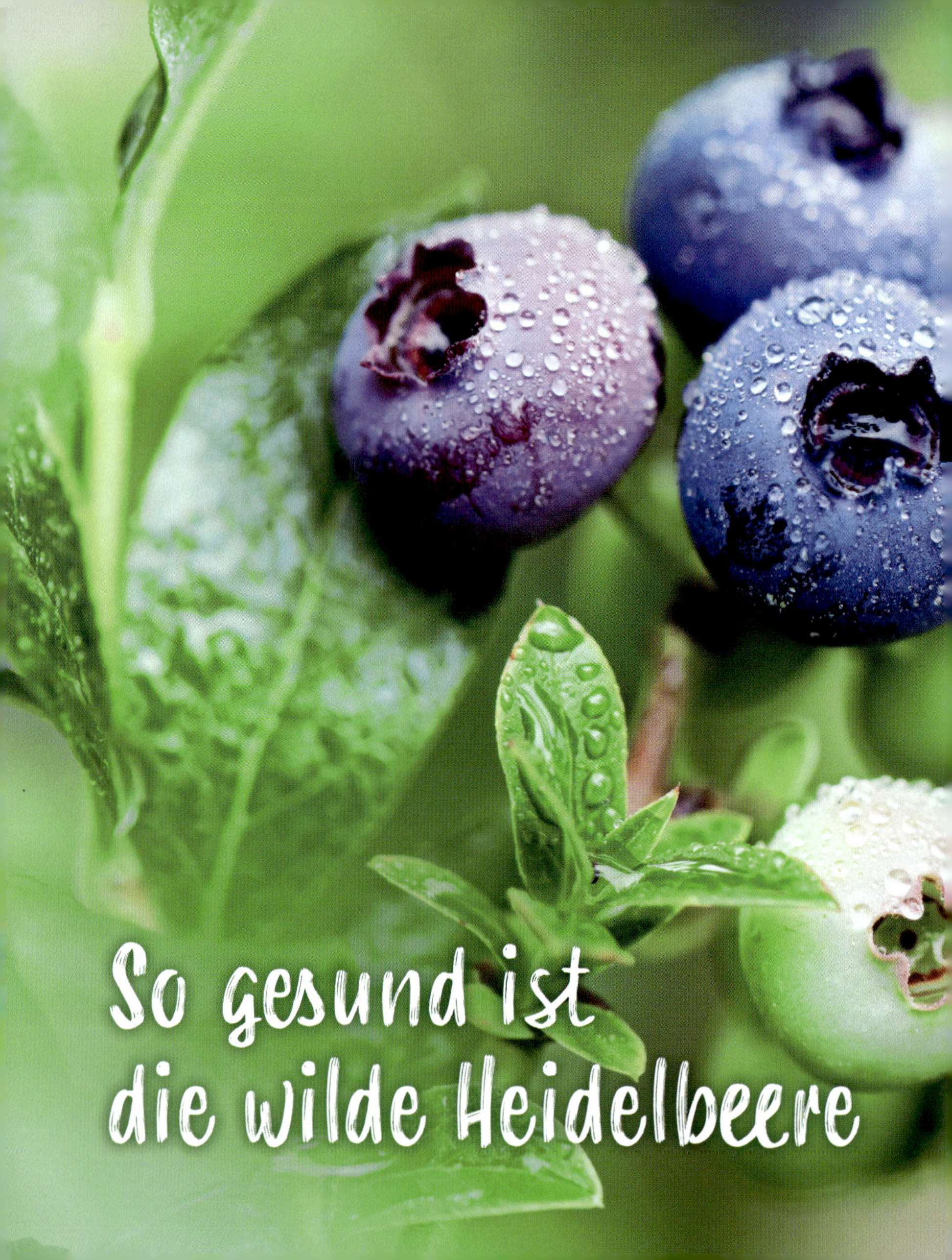

So gesund ist die wilde Heidelbeere

Wilde Heidelbeeren sind zwar reich an Vitaminen, hinsichtlich des Tagesbedarfs stechen aber nur drei Vitamine wirklich hervor. So reicht eine Portion von 200 Gramm Waldheidelbeeren beispielsweise aus, um den von der Deutschen Gesellschaft für Ernährung (DGE) offiziell angegebenen Bedarf an Vitamin C zu 60 Prozent, an Vitamin E zu fast 35 Prozent und an Vitamin K zu rund 30 Prozent zu decken.

Die wilde Heidelbeere ist auch eine gute Quelle für Mineralstoffe und Spurenelemente. Etwa für Mangan, das den Aufbau von Kollagen fördert, die Bildung von Knorpel- und Bandscheibengewebe anregt und außerdem einen wichtigen Beitrag im Kampf gegen freie Radikale leistet. Bereits 100 Gramm Wildheidelbeeren genügen, um den täglichen Bedarf zu 25 Prozent zu decken.

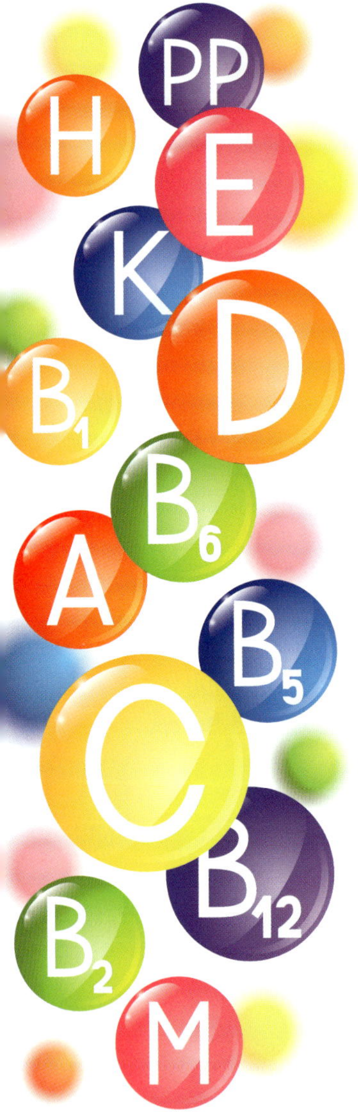

100 Gramm Waldheidelbeeren enthalten:

85 Gramm	Wasser
1 Gramm	Protein
1 Gramm	Fett
7 Gramm	Kohlenhydrate
5 Gramm	Ballaststoffe
6 Mikrogramm	Vitamin A
je 20 Mikrogramm	Vitamin B1 und B2
60 Mikrogramm	Vitamin B6
400 Mikrogramm	Vitamin B3
160 Mikrogramm	Vitamin B5
30 Milligramm	Vitamin C
2 Milligramm	Vitamin E
10 Mikrogramm	Vitamin K
0,9 Milligramm	Eisen
78 Milligramm	Kalium
97 Mikrogramm	Kupfer
13 Milligramm	Calcium
2 Milligramm	Magnesium
840 Mikrogramm	Mangan
13 Milligramm	Phosphor
13 Milligramm	Schwefel
108 Mikrogramm	Zink

Der Kaloriengehalt von 100 Gramm Waldheidelbeeren liegt zwischen 40 und 60 Kilokalorien (kcal).

Die wilde Heidelbeere liegt auf Platz 1 der heimischen Radikalfänger

Dem Begriff Antioxidans begegnet man heute in nahezu jeder Beschreibung gesunder Lebensmittel. Antioxidantien sind die wichtigsten Mitstreiter im Kampf gegen freie Radikale. Das sind hochreaktive Sauerstoffverbindungen, die aufgrund von schädlichen Umwelteinflüssen, Medikamenten und Umweltgiften im Körper entstehen. Bei der wilden Heidelbeere übernehmen hauptsächlich die roten und blauen Pflanzenfarbstoffe, die sogenannten Anthocyane diese Rolle. Sie stecken vor allem unter der Schale der Beere. Im Vergleich zu anderen Obstsorten haben die kleinen blauen Früchte bei weitem das höchste antioxidative Potenzial. So schlägt

Wie arbeiten Antioxidantien gegen Freie Radikale?

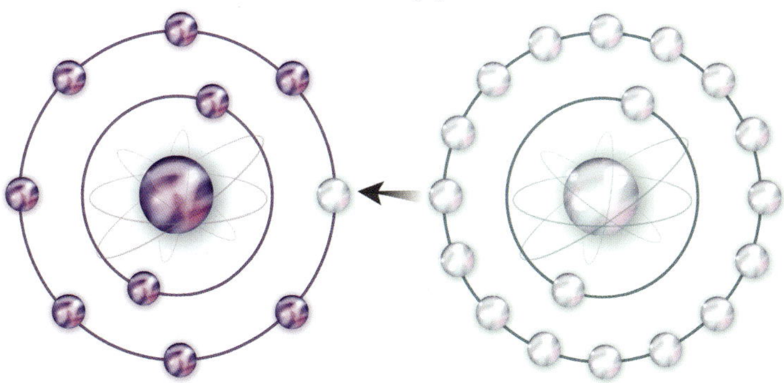

Freies Radikal mit fehlendem Elektron

Antioxidants gibt Elektron ab

die Waldheidelbeere Honigmelonen um das 33-Fache, Himbeeren und Erdbeeren um das Doppelte. Auf mehr Radikalfänger bringen es nur noch die Goji- und eventuell die Aroniabeere.

Entzündungen und freie Radikale – zwei, die zusammengehören

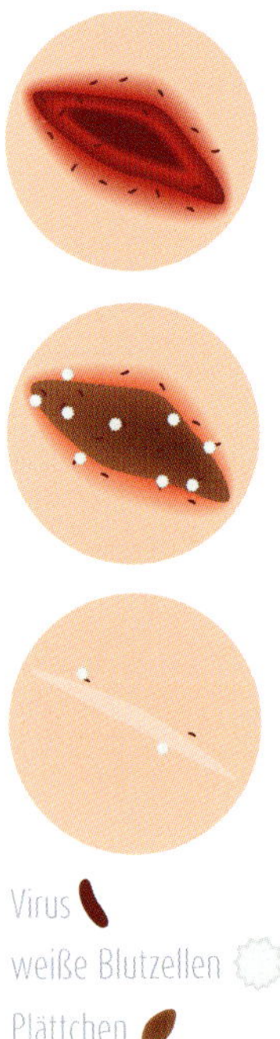

Die in der wilden Heidelbeere in einer hohen Konzentration enthaltenen Anthocyane neutralisieren die freien Radikale. Damit wirkt die blaue Beere antioxidativ. Freie Radikale können Entzündungen verursachen beziehungsweise unterhalten. Entzündungen sind eigentlich nichts anderes als Abwehrreaktionen des Körpers auf Verletzungen, Infektionen mit Bakterien und Viren oder Krankheiten. Entzündungsprozesse helfen beispielsweise dabei, dass Wunden schneller verheilen. Denn bei einer akuten Entzündung erweitern sich die Arterien, sodass vermehrt Blut mit weißen Blutzellen (Leukozyten) zum Ort des Geschehens gelangt. Dies äußert sich durch eine Schwellung. Die weißen Blutzellen sorgen dafür, dass die Wunde rasch wieder abheilt. Außerdem senden Entzündungen verschiedene Botenstoffe aus, die dem Körper signalisieren, dass etwas nicht in Ordnung ist. Als Reaktion darauf wird die Permeabilität der Gefäße erhöht. So erreichen noch mehr für die Wundheilung notwendige Bestandteile den Ort der Entzündung, an dem Erreger abgetötet und abtransportiert werden. Dabei bilden sich freie Radikale, vor allem Sauerstoffradikale. Diese wiederum greifen Zellen in der Umgebung an. Noch dramatischer ist die Situation bei einer chronischen Entzündung. Hier entstehen fortwährend freie Radikale, die gesunde Zellen zerstören.

Doch freie Radikale bilden sich nicht nur im Rahmen von Entzündungen, sondern auch bei der Nahrungsumwandlung und vielen weiteren Prozessen, die in unserem Körper ablaufen. Selbst Sonnenlicht, Zigarettenrauch, körperlicher Stress oder starke körperliche Aktivität produzieren freie Radikale. Alle freien Radikale haben eins gemeinsam: Sie haben mächtigen Appetit auf Elektronen. Denn ihnen fehlt in ihrer chemischen Struktur ein Elektron.

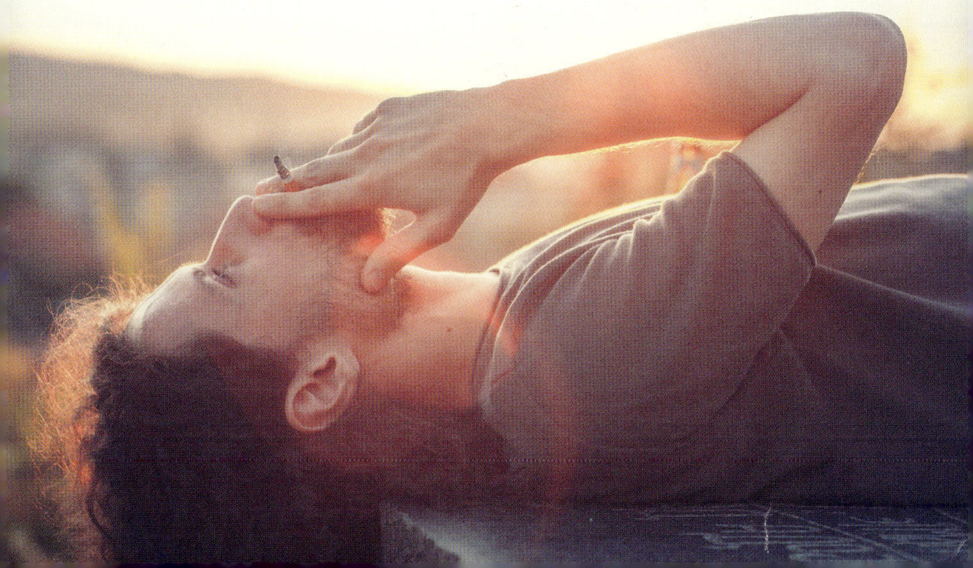

Deshalb agieren sie aggressiv und versuchen das fehlende Elektron von anderen Molekülen zu »stehlen«. Gelingt ihnen dies, verändert sich die chemische Struktur der »beraubten« Strukturen. So können freie Radikale die Zellmembranen schädigen und sogar die Erbinformation verändern.

Die natürlichen Gegenspieler der freien Radikale sind die sogenannten Antioxidantien. Normalerweise stehen freie Radikale und Antioxidantien in einem natürlichen Gleichgewicht. Wird dieses Gleichgewicht zugunsten der freien Radikale gestört, entsteht in unserem Körper ein wahres Chaos, bekannt unter dem Namen »oxidativer Stress«. Zu den Antioxidantien gehören neben den in der wilden Heidelbeere in hohen Konzentrationen enthaltenen Anthocyanen – und hier vor allem das Myrtillin – auch Vitamin A, Vitamin C und Vitamin E. All diese Substanzen sind sehr spendabel, denn sie geben gern ein Elektron an die freien Radikale ab und neutralisieren sie somit. Auf diese Weise schützten wilde Heidelbeeren beziehungsweise die in ihnen enthaltenen Antioxidantien die Zellen vor dem Angriff freier Radikale.

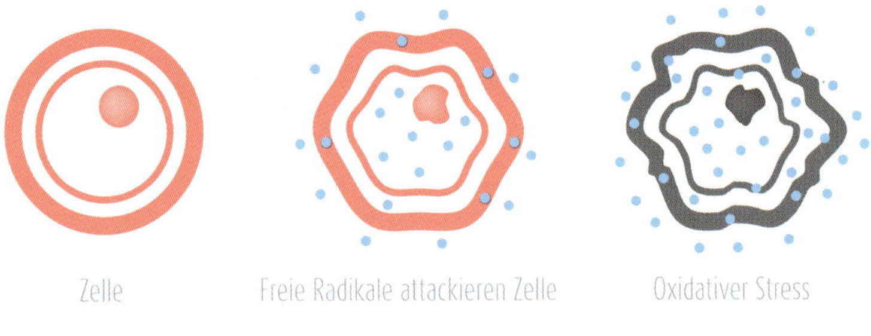

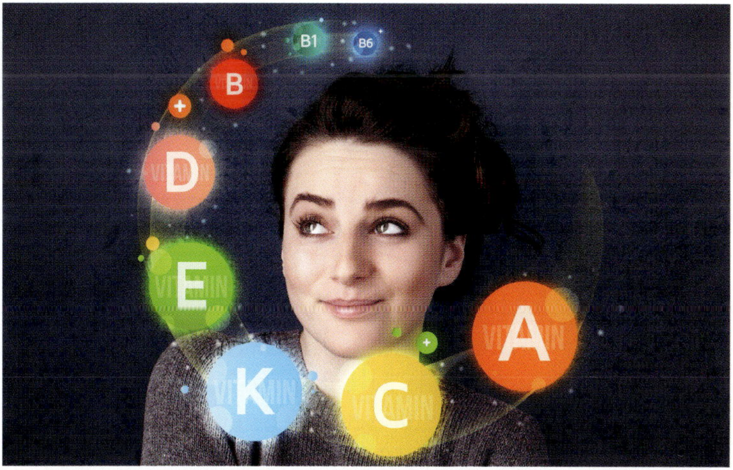

Ohne Vitamine geht nichts

Vitamine sind lebenswichtige organische Verbindungen und müssen in unserem Körper vielfältige Aufgaben erfüllen. So können die verschiedenen Körperstrukturen wie Knochen, Blut, Augen, Haut, Nerven und Organe ihre Funktionen nur dann ausüben, wenn wir sie ausreichend mit Vitaminen versorgen. Denn Vitamine spielen in vielen biochemischen Prozessen eine wichtige Rolle. Noch wird erforscht, ob und wie Vitamine bei der Vorbeugung sogar schwerwiegender Erkrankungen wie Alzheimer oder Krebs helfen können. Außer Vitamin D kann unser Körper Vitamine nicht oder nur in geringen Mengen herstellen. Deshalb müssen wir Vitamine über die Nahrung aufnehmen.

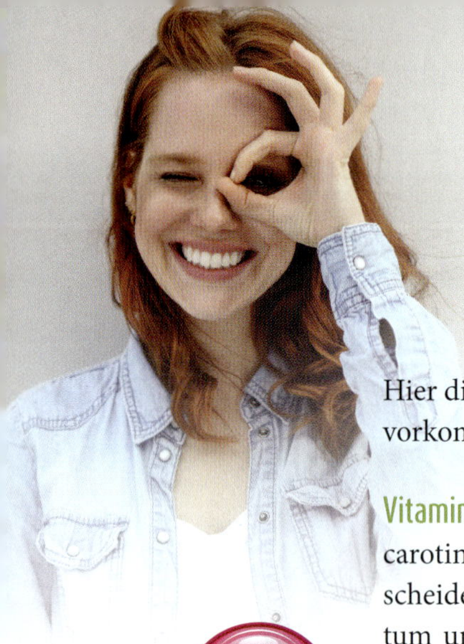

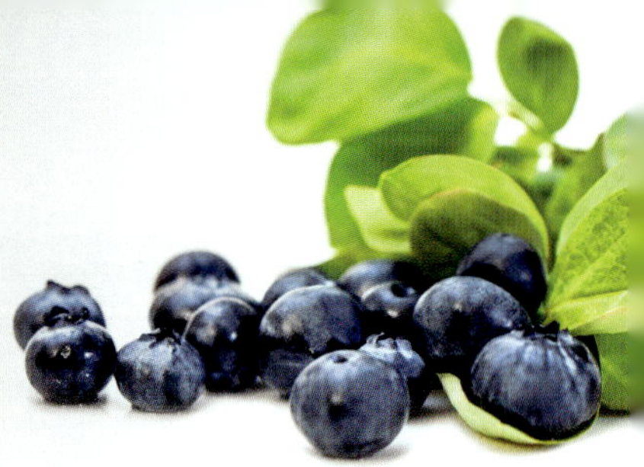

Hier die Aufgaben der in der wilden Heidelbeere vorkommenden Vitamine im Einzelnen:

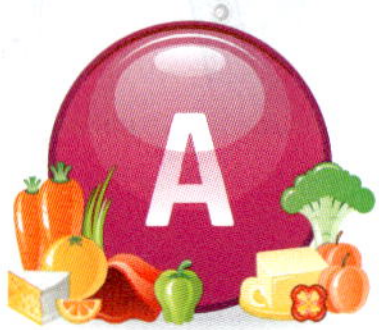

Vitamin A beziehungsweise seine Vorstufe Betacarotin spielt in unserem Stoffwechsel eine entscheidende Rolle. Es wird auch für das Wachstum und die Sehkraft benötigt. Zusammen mit einem Eiweiß bildet es den »Sehpurpur« in den Sehzellen der Netzhaut. So gilt beispielsweise ein über längere Zeit bestehender Vitamin-A-Mangel als Ursache für Nachtblindheit. Zudem ist das Vitamin wichtig für die Fortpflanzung, das Immunsystem sowie die Haut- und Schleimhautbildung. Betacarotin ist ein effektiver Radikalfänger.

Vitamin B_1 (Thiamin) benötigt unser Körper für den Kohlenhydrat- und Energiestoffwechsel. Vor allem Nerven und Muskeln brauchen dieses Vitamin, um ihre Aufgaben zu erfüllen. Es spielt eine wichtige Rolle beim Säure-Basen-Haushalt. Vitamin B_1 schützt die Nerven vor schädlichen Einflüssen und Entzündungen. Es stärkt den Sehnerv und fördert die gesunden Herz- und Darmfunktionen. Ein Vitamin-B_1-Mangel äußert sich durch Herz-Kreislauf-Störungen, Muskelschwäche, Appetitlosigkeit und Müdigkeit. Am bekanntesten ist die Mangelerkrankung Beriberi, die durch eine gestörte Nervenfunktion und Herzschwäche gekennzeichnet ist.

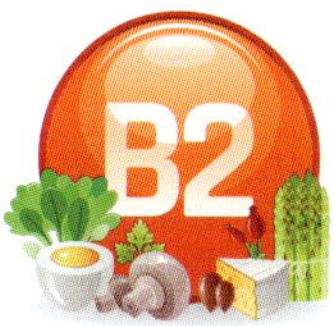

Vitamin B_2 (Riboflavin) brauchen wir, damit Kohlenhydrat- und Fettstoffwechsel optimal ablaufen. Es ist wichtig für den Erhalt der Sehkraft. Ein Mangel an diesem Vitamin manifestiert sich in eingerissenen Mundwinkeln, geröteter und schuppiger Haut sowie Zahnfleischentzündungen.

Vitamin B_3 (Niacin) dient dem Kohlenhydrat-, Eiweiß- und Fettstoffwechsel als Enzym. Es ist wichtig für die Herzfunktion und das Nervensystem und sorgt dafür, dass sich die Haut regeneriert. Es stärkt unsere geistigen Fähigkeiten und erhält unsere seelische Gesundheit. Ein Mangel verursacht die Krankheit Pellagra, die sich in Müdigkeit, Schwäche, Gedächtnis-, Schlaf- und Verdauungsstörungen und Hautveränderungen äußert. Außerdem können Durchfall und Appetitlosigkeit auftreten.

Vitamin B_5 (Pantothensäure) ist Baustein des Coenzyms A und spielt eine entscheidende Rolle beim Kohlenhydrat-, Fett- und Eiweißstoffwechsel sowie bei der Hormonbildung. Das Vitamin ist auch bei der Neubildung von Körperzellen beteiligt. Es schützt uns vor Infektionen der Schleimhäute und Allergien. Außerdem unterstützt es das Lymphsystem und erfüllt wichtige Aufgaben bei der Regulation des Blutzuckerspiegels.

Vitamin B_6 spielt für den Eiweiß- und Cholesterinstoffwechsel sowie für das Nervensystem eine wichtige Rolle. Es stärkt die Funktionen von Leber, Muskeln und Haut und ist am Aufbau der roten Blutkörperchen beteiligt. Schließlich sorgt eine ausreichende Versorgung mit diesem Vitamin für eine gesunde geistige und körperliche Entwicklung des Kindes. Eine Mangelversorgung mit diesem Vitamin kann zu Immunschwäche, nervösen Störungen, Reizbarkeit und Konzentrationsproblemen führen.

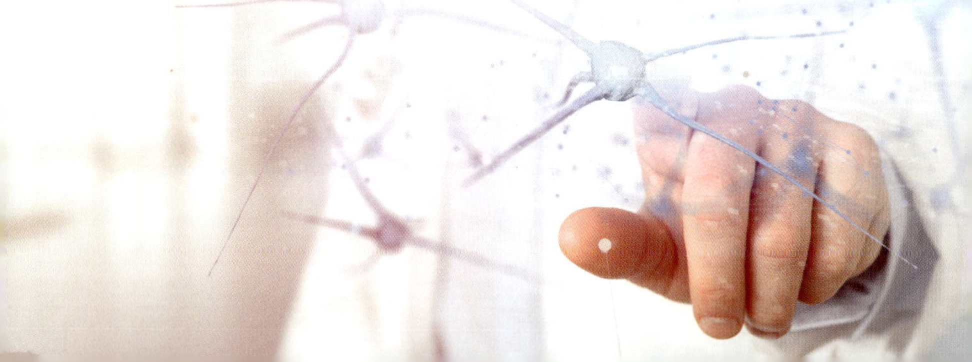

Vitamin C ist ebenfalls ein Radikalfänger. Es ist an der Bildung und dem Funktionserhalt des Bindegewebes sowie an Wundheilung, Narbenbildung und Wachstum beteiligt. Das Vitamin fördert die Eisenaufnahme aus der Nahrung. Appetitlosigkeit, Müdigkeit, Reizbarkeit und Wundheilungsstörungen können auf ein Defizit hinweisen.

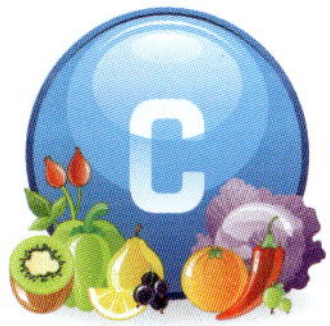

Vitamin E verhindert, dass Blutplättchen zusammenkleben und so ein Gerinnsel entsteht. Es schützt die Körperzellen vor freien Radikalen. Zusammen mit Vitamin C und Provitamin A kann es deshalb vermutlich das Risiko für einige Krankheiten wie Herz-Kreislauf-Erkrankungen, Arteriosklerose und Krebserkrankungen verringern. Eine Mangelversorgung hat nervöse Störungen, Muskelschwäche und einen gestörten Fettstoffwechsel zur Folge.

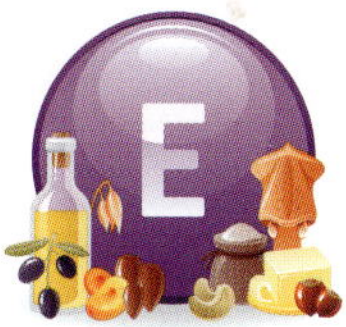

Vitamin K ist für die Blutgerinnung mitverantwortlich. Außerdem benötigen einige Proteine in Knochen, Nieren, Lunge und Arterien dieses Vitamin. Vitamin-K-Mangel führt zu Blutungen an Zahnfleisch und Haut, aber auch Einblutungen ins Gehirn, in die Leber und die Netzhaut des Auges weisen auf einen Vitamin-K-Mangel hin.

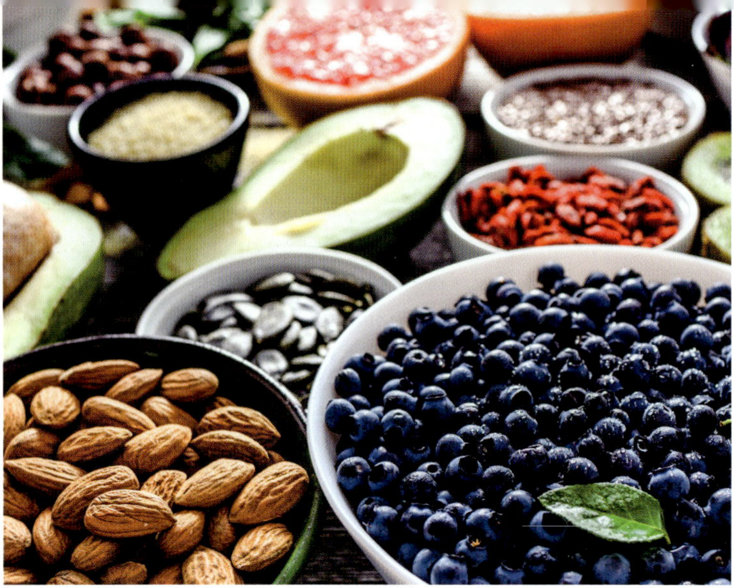

Mineralstoffe – unentbehrlich für unseren Organismus

Auch Mineralstoffe kann unser Körper nicht selbst herstellen, wir müssen sie also mit der Nahrung aufnehmen. Mineralstoffe lassen sich in Mengen- und Spurenelemente unterteilen. Zu ersteren gehören beispielsweise Kalium, Calcium, Magnesium, Phosphor, Schwefel und Natrium. Zu den Spurenelementen, die wir nur in sehr geringen Konzentrationen aufnehmen müssen, zählen zum Beispiel Kupfer, Mangan, Zink, Jod und Eisen. Mineralstoffe übernehmen zahlreiche lebenswichtige Funktionen in unserem Körper.

Hier die Aufgaben der in der wilden Heidelbeere vorkommenden Mineralstoffe:

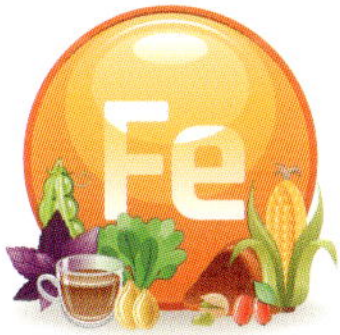

Eisen ist das Zentralelement von Hämoglobin, das für die Sauerstoffübertragung im Blut verantwortlich ist. Auch ist Eisen Bestandteil verschiedener Enzyme und mitverantwortlich für eine gesunde Atmung. Ein Eisendefizit– beispielsweise durch Blutverlust – schwächt das Immunsystem und führt zu Blutarmut und Müdigkeit.

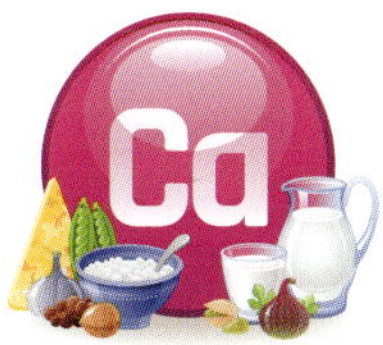

Calcium ist ein wesentlicher Bestandteil von Knochen und Zähnen. Es ist am Aufbau der Knochen und an der Erregbarkeit von Muskeln und Nerven beteiligt. Es sorgt dafür, dass die Zellmembranen durchlässig sind und spielt bei der Blutgerinnung eine wichtige Rolle. Nehmen wir nicht ausreichend Calcium mit der Nahrung auf, dann führt dies zu einer Entmineralisierung der Knochen. Diese werden spröde und brechen leicht. Die Medizin spricht hier von einer Osteoporose.

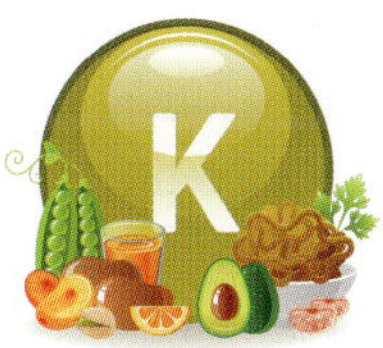

Kalium benötigen wir für die Muskelkontraktion sowie für Reizbildung und -leitung von Herz und Nervensystem. Außerdem ist es am Erhalt der Gewebespannung sowie an der Regulation des Wasserhaushalts und des Blutdrucks beteiligt. Ein Kaliummangel äußert sich hauptsächlich in einer Schwächung der Muskulatur.

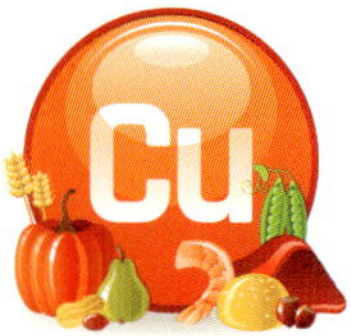

Kupfer ist ein wichtiger Bestandteil vieler Enzyme. Es unterstützt die Zellatmung. Außerdem benötigt unser Körper das Spurenelement für chemische Abläufe, aber auch für Wachstum und Fortpflanzung. Es sorgt dafür, dass wir Eisen aus dem Darm aufnehmen und gespeichertes Eisen verwerten können. Ein Kupfermangel ist, zumindest in Deutschland, extrem selten.

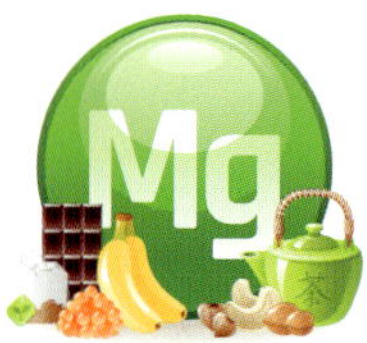

Magnesium spielt bei der Eiweißsynthese eine wesentliche Rolle. Es aktiviert mehr als 300 verschiedene Enzyme und ist wie Calcium am Aufbau von Knochensubstanz und Sehnen beteiligt. Außerdem ist Magnesium relevant für die Muskelfunktion, die Erregbarkeit der Nerven sowie für die Speicherung und Freisetzung von Hormonen. Muskelkrämpfe, die meist nachts auftreten, deuten auf einen Magnesiummangel hin.

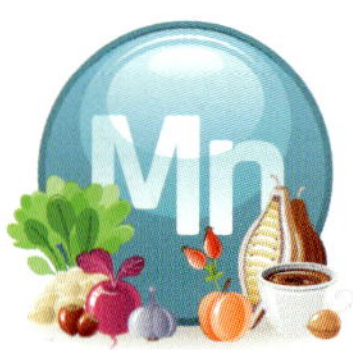

Mangan ist ebenso wie Kupfer Bestandteil wichtiger Enzyme. Es reguliert den Zuckerstoffwechsel, stärkt das körpereigene Abwehrsystem und schützt vor allem Frauen vor Hormonschwankungen. Ein Manganmangel ist bei uns nicht bekannt.

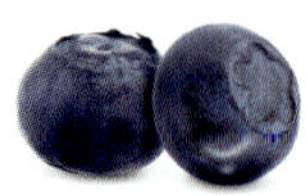

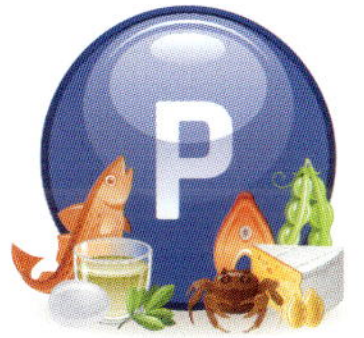

Phosphor spielt im Energiestoffwechsel und im Säure-Basen-Haushalt eine entscheidende Rolle. Der Mineralstoff ist Bestandteil von Knochen, Zähnen und den Molekülen der Desoxyribonukleinsäure (DNS oder DNA).

Schwefel ist an verschiedenen Stoffwechselprozessen, vor allem am Knochenstoffwechsel, sowie am Zellaufbau beteiligt. Außerdem ist Schwefel ein Bestandteil verschiedener Aminosäuren (Cystin, Cystein und Methionin).

Zink ist unentbehrlich für Wachstum und Fortpflanzung. Viele Enzyme benötigen Zink, um ihre Funktionen erfüllen zu können. Es spielt eine wichtige Rolle bei der Synthese von Insulin sowie von Eiweißen und Nukleinsäuren. Auch das Immunsystem braucht Zink. Ein Zinkmangel führt zu verzögertem Wachstum, schlechter Wundheilung und Hautveränderungen.

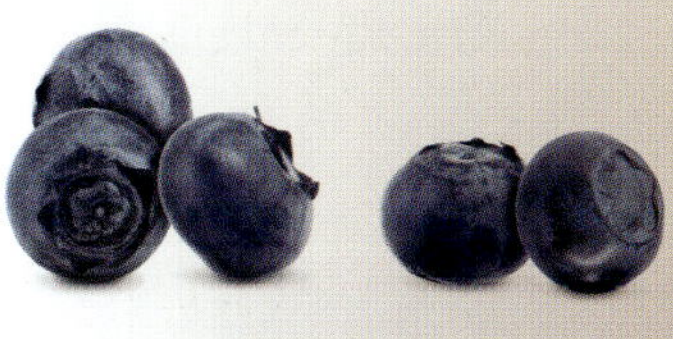

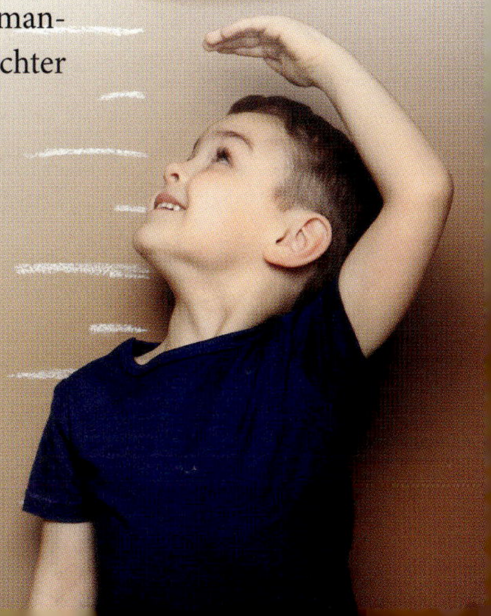

Unser heimisches Superfood

»Warum in die Ferne schweifen? Sieh, das Gute liegt so nah.« Dieses geflügelte Wort trifft voll und ganz auf die Heidelbeere zu. Denn wir brauchen keine exotischen Früchte wie Açaí-, Maqui- und Gojibeeren, liefert uns die wilde Heidelbeere doch alle wertvollen Inhaltsstoffe in einer Frucht. Die wilde Heidelbeere ist also ein heimisches Superfood. Die Früchte

- schützen mit den Anthocyanen sowie den Vitaminen A, C und E die Zellen vor freien Radikalen;
- beugen Herzerkrankungen vor, denn sie verbessern dank dem zu den Anthocyanen zählenden Myrtillin die Elastizität der Blutgefäße und machen das Blut dünnflüssiger;
- unterstützen das Entgiften, denn die in den wilden Heidelbeeren in großen Mengen enthaltenen Gerbstoffe helfen der Leber beim Abbau schädlicher Stoffe;
- bekämpfen Krankheitserreger, da die Anthocyane das Wachstum von Bakterien und Viren hemmen;
- schützen die bei Durchfall angegriffene Darmschleimhaut;
- stärken das Immunsystem;
- senken die Cholesterinwerte im Blut, denn der in den blauen Beeren in größeren Mengen enthaltene löslichen Ballaststoff Pektin regt nicht nur die Verdauung an, sondern bindet im Darm Fett und hilft so, erhöhte Cholesterinwerte zu senken;
- lösen als frische Beeren Verstopfung;

- unterstützen die Blutbildung, denn Eisen plus Vitamin C fördern diese effektiv und begünstigen den Sauerstofftransport im Blut;
- reduzieren das Risiko an Krebs oder Arterienverkalkung (Arteriosklerose) zu erkranken;
- verringern das Risiko an Alzheimer-Demenz oder Parkinson zu erkranken;
- beugen dem vorzeitigen Alterungsprozess der Haut vor.

Die wichtigsten gesundheitsfördernden Effekte der Waldheidelbeere

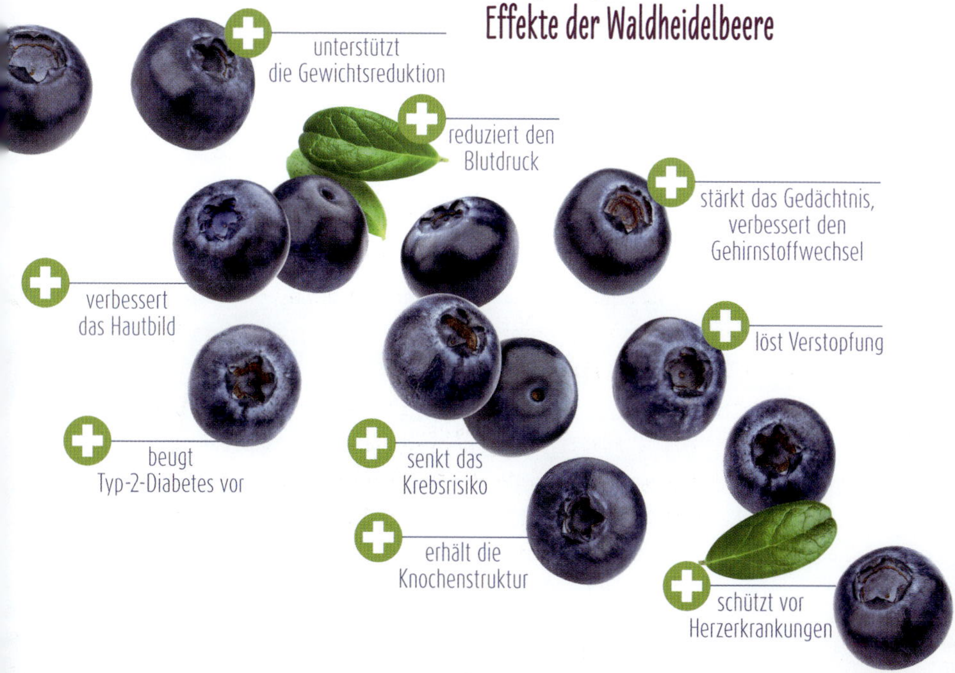
unterstützt die Gewichtsreduktion
reduziert den Blutdruck
stärkt das Gedächtnis, verbessert den Gehirnstoffwechsel
verbessert das Hautbild
löst Verstopfung
beugt Typ-2-Diabetes vor
senkt das Krebsrisiko
erhält die Knochenstruktur
schützt vor Herzerkrankungen

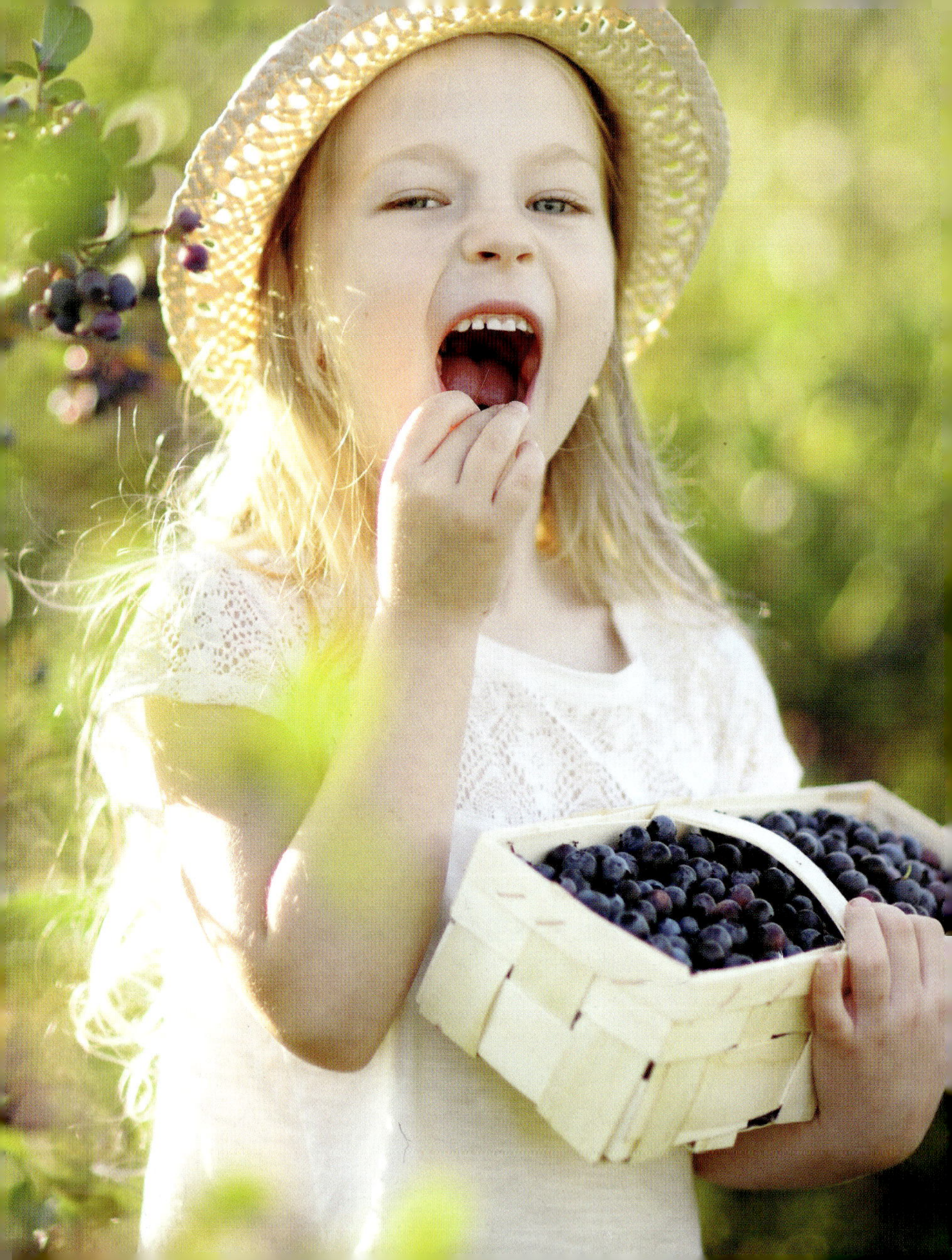

Die richtige Menge macht's!

Wie so oft in der Medizin entscheidet die Dosis über den Effekt, so auch bei der Waldheidelbeere. Wenn Sie zu viele Heidelbeeren verzehren, kann die positive Wirkung mit unangenehmen Begleiterscheinungen einhergehen. So wirken sich die enthaltenen Ballaststoffe grundsätzlich günstig auf die Verdauung aus und machen satt. Doch eine zu große Menge an Ballaststoffen überfordert den Darm. Daher kann ein Übermaß an Heidelbeeren Blähungen und sogar Durchfall verursachen. Des Weiteren enthalten Heidelbeeren Salicylsäure, den Wirkstoff von Aspirin. Diese Substanz wirkt unter anderem als Blutverdünner. Wer bereits blutverdünnende Medikamente einnimmt, sollte deshalb nicht zu viele Heidelbeeren verzehren. Außerdem reagieren manche Menschen allergisch auf Salicylsäure. Bei ihnen kann der Verzehr von zu vielen Heidelbeeren zu Ausschlag und Kopfschmerzen führen.

Fazit: Waldheidelbeeren sind gesund. Doch mehr als 75 bis 100 Gramm pro Tag sollte man nicht zu sich nehmen. Die positiven Eigenschaften entfalten sich auch, wenn Sie kleinere Mengen essen.

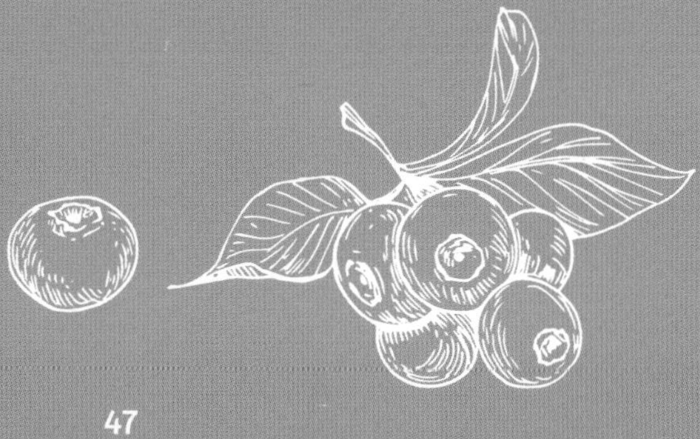

Indikationen von A bis Z

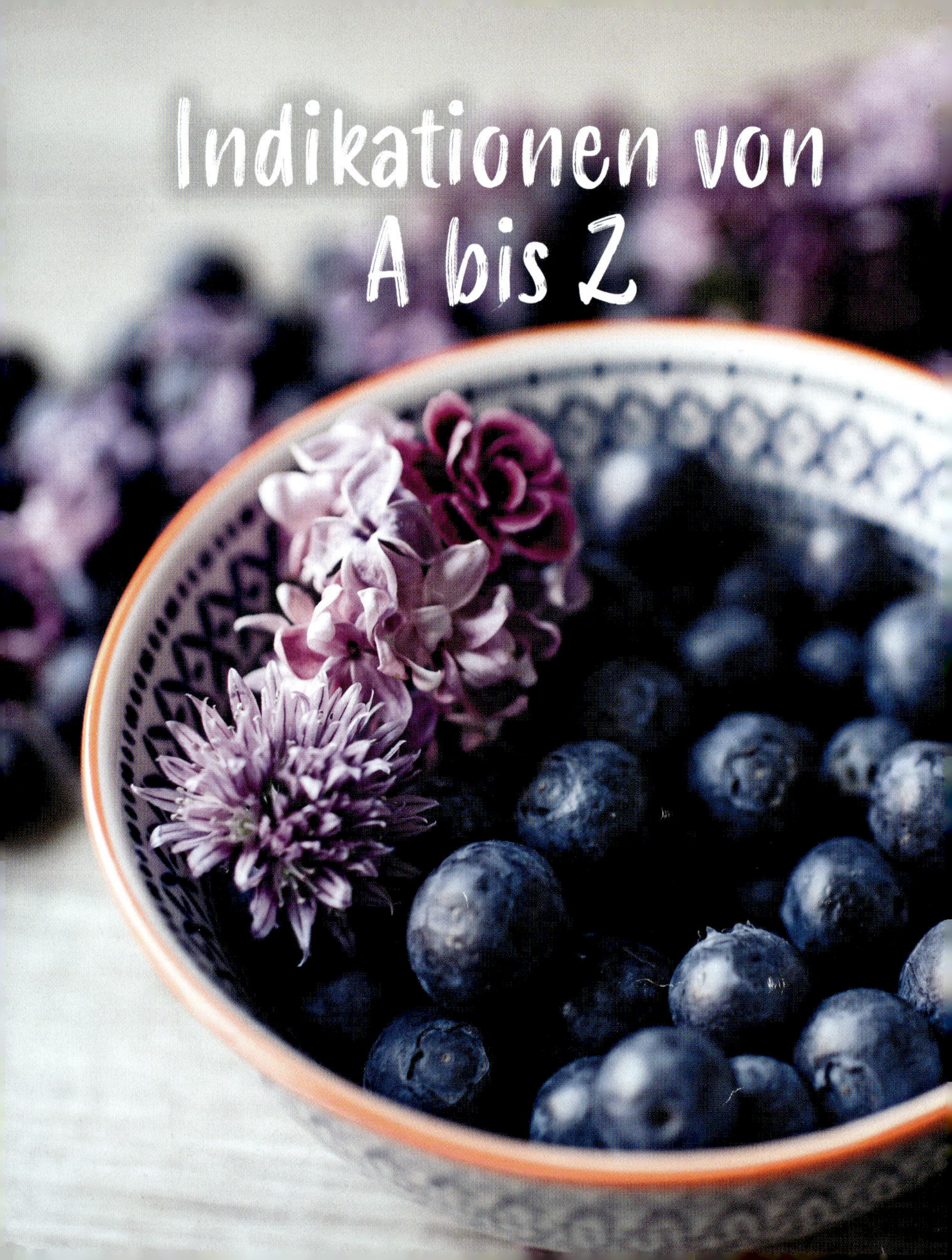

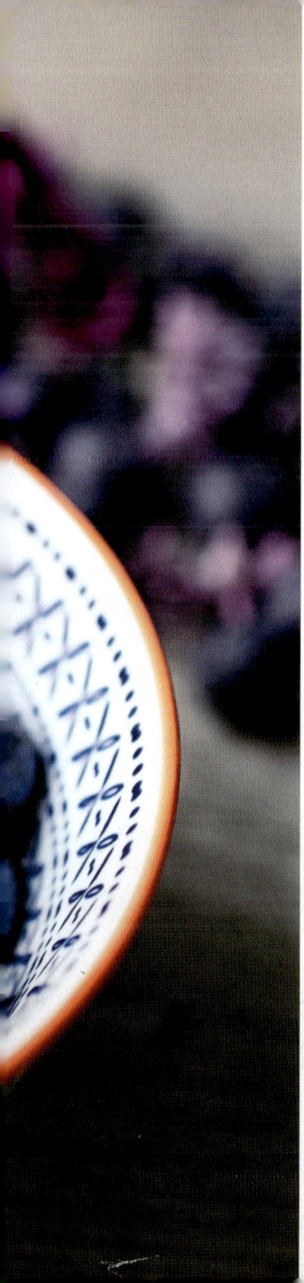

Die wilde Heidelbeere hat also ein breites Spektrum an Einsatzmöglichkeiten. In diesem Kapitel erfahren Sie, wie Sie bei verschiedenen Erkrankungen die Powerfrüchte zubereiten müssen, um in den Genuss der gesundheitlichen Effekte zu kommen.

Natürlich können Sie bei den Anwendungen auch auf Kulturheidelbeeren zurückgreifen, jedoch finden sich in der Waldheidelbeere deutlich höhere Konzentrationen der gesunden Inhaltsstoffe. Deshalb empfehle ich Ihnen, wenn möglich Waldheidelbeeren zu verwenden.

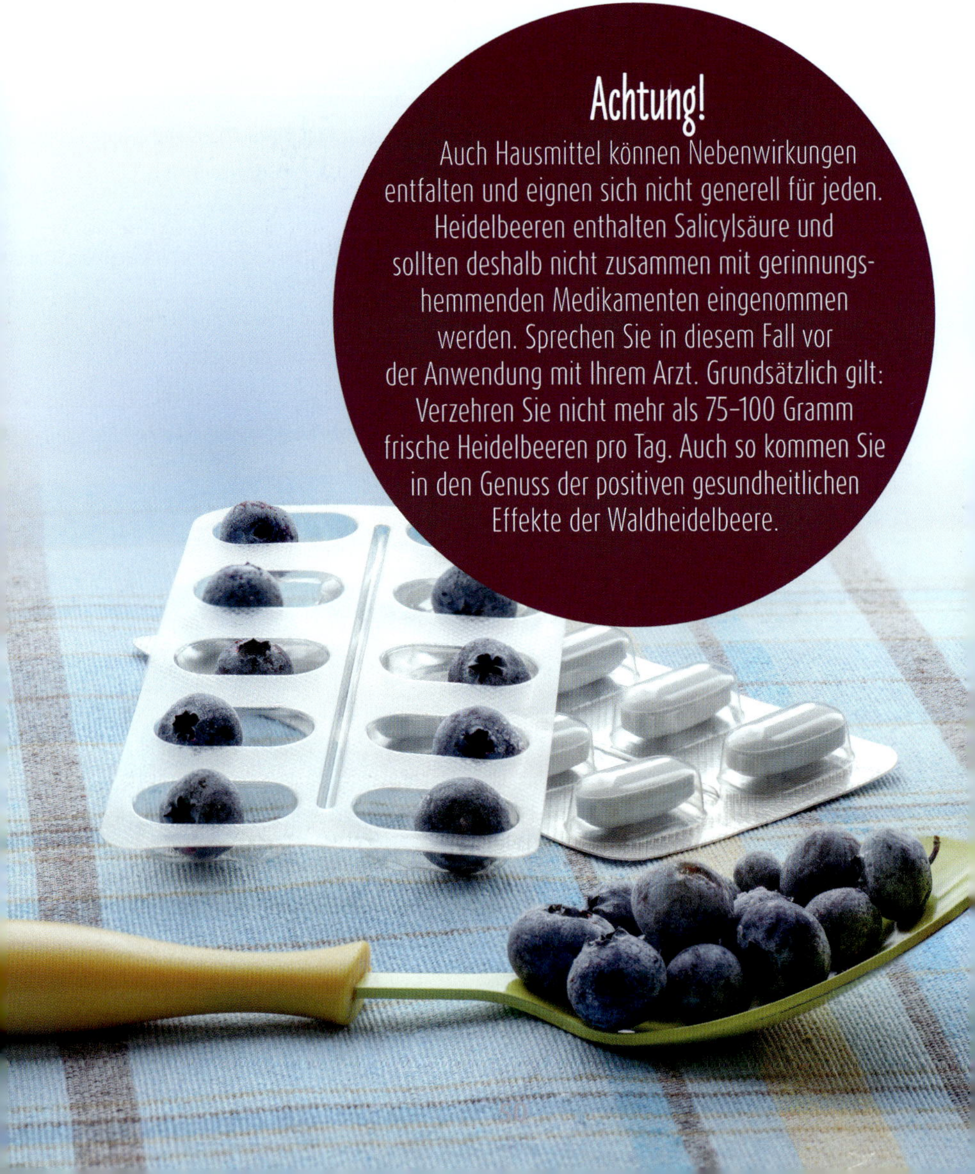

Achtung!

Auch Hausmittel können Nebenwirkungen entfalten und eignen sich nicht generell für jeden. Heidelbeeren enthalten Salicylsäure und sollten deshalb nicht zusammen mit gerinnungshemmenden Medikamenten eingenommen werden. Sprechen Sie in diesem Fall vor der Anwendung mit Ihrem Arzt. Grundsätzlich gilt: Verzehren Sie nicht mehr als 75–100 Gramm frische Heidelbeeren pro Tag. Auch so kommen Sie in den Genuss der positiven gesundheitlichen Effekte der Waldheidelbeere.

Akne

Viele Jugendliche leiden unter Akne, also verstopften Talgdrüsen. Mitesser und Pickel, die sich entzünden können, sind die Folge. Auch hier hilft die Heidelbeere.

Anwendung:

Gesichtsmaske

- 250 Gramm getrocknete Heidelbeeren im Verhältnis 1:3 mit kaltem Wasser ansetzen.
- Die Mischung zugedeckt 8 Stunden ziehen lassen.
- Dann den Auszug stark einkochen lassen, bis ein Mus entsteht. Immer wieder mit einem Holzlöffel umrühren.
- Das Mus wie eine Gesichtsmaske auftragen und 1 Stunde lang einwirken lassen.
- Die Maske mit reichlich lauwarmem Wasser abwaschen.
- Nach 1–2 Stunden das Gesicht mit einer milden Reinigungsmilch oder einem Syndet waschen.

Alzheimer-Demenz

Wissenschaftler der Universität Exeter in Großbritannien haben in einer kleinen Studie die gesundheitlichen Effekte von Heidelbeersaftkonzentrat untersucht.[1] Zwölf gesunde Senioren im Alter zwischen 65 und 77 Jahren erhielten täglich 30 Milliliter eines konzentrierten Heidelbeersafts zu trinken. Das entsprach etwa 230 Gramm frischen

Heidelbeeren. Eine Vergleichsgruppe mit vierzehn Probanden bekam einen »Scheinsaft« (blauer Saft mit gleicher Kalorienmenge). Der Versuch lief über insgesamt 12 Wochen. Vor und nach dem Saftverzehr wurden verschiedene Gedächtnistests durchgeführt. Außerdem wurde eine Magnetresonanzaufnahme gemacht, um Gehirnaktivität und Blutfluss im Gehirn zu bestimmen. Das Ergebnis: Bei den Teilnehmern der Heidelbeergruppe hatten sich Gehirnaktivität und Blutfluss in verschiedenen Gehirnarealen nach 12 Wochen signifikant verbessert. Diese Teilnehmer schnitten auch eindeutig besser in den Gedächtnistests ab – etwa beim Erinnerungsvermögen –, als die Senioren der Vergleichsgruppe.

Zu verdanken ist dieser positive Effekt auf das Gedächtnis der hohen Konzentration an Flavonoiden in Heidelbeeren. Diese Substanzen wirken entzündungshemmend und antioxidativ.

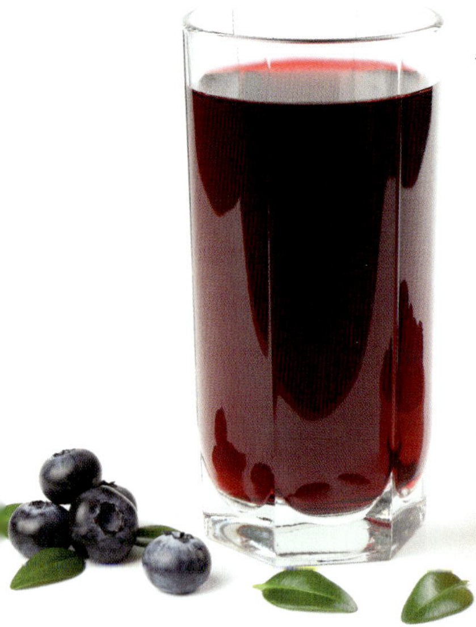

Anwendung:

Heidelbeersaft

- Jeden Tag rund 250 Gramm frische Heidelbeeren auspressen (bei einem Körpergewicht von 60 Kilogramm).
- Trinken Sie täglich den ausgepressten Saft.

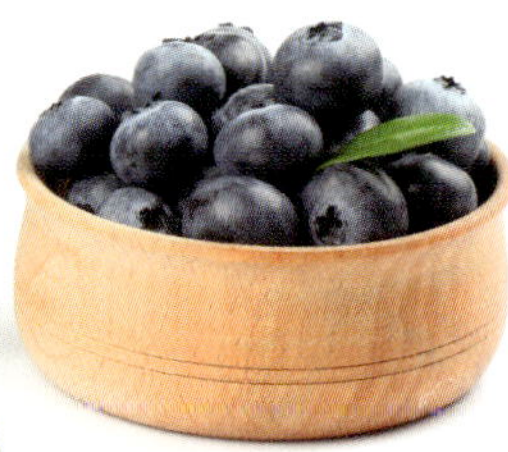

Aphthen

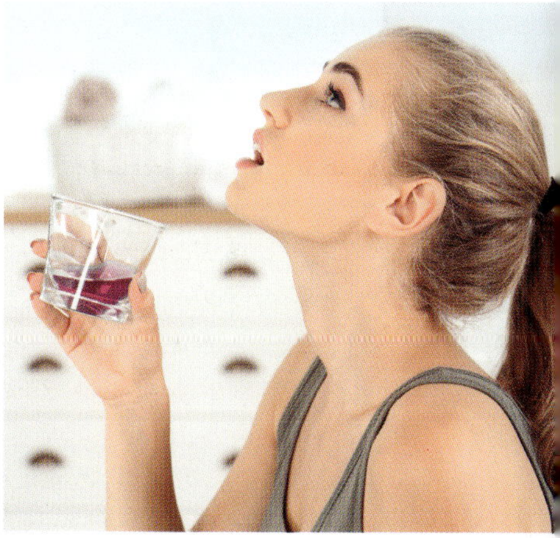

Aphthen sind milchig-gelbliche Geschwüre, die auf dem Zahnfleisch oder der Mundschleimhaut auftreten. Zwar verschwinden sie nach einigen Tagen wieder, aber in dieser Zeit können sie starke Schmerzen verursachen und das Essen deutlich erschweren. Die in der Heidelbeere enthaltenen Gerbstoffe hemmen Entzündungen und desinfizieren die Mundschleimhaut.

Anwendung 1:

Mundspülung

- 5–10 Gramm zerdrückte Früchte mit 150 Millilitern kaltem Wasser ansetzen.
- Den Tee 10 Minuten lang sieden lassen und anschließend abseihen.
- Mehrmals täglich den Mund mit dem warmen Tee spülen.

Anwendung 2:

Heidelbeeren kauen

- Mehrmals täglich einige Waldheidelbeeren gründlich kauen.
- Dabei den Saft der Früchte vor dem Herunterschlucken kurz im Mund behalten.

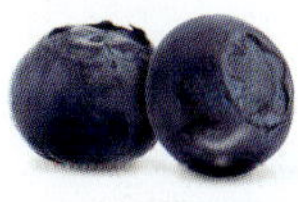

Anwendung 3:

Mundspülung

- 3 Esslöffel der getrockneten Beeren in 500 Milliliter kochendes Wasser geben.
- Den Aufguss 30 Minuten kochen lassen und anschließend abseihen.
- Spülen Sie mehrmals täglich Ihren Mund mit der abgekühlten Flüssigkeit.
- Die Flüssigkeit hält sich im Kühlschrank 2–3 Tage.

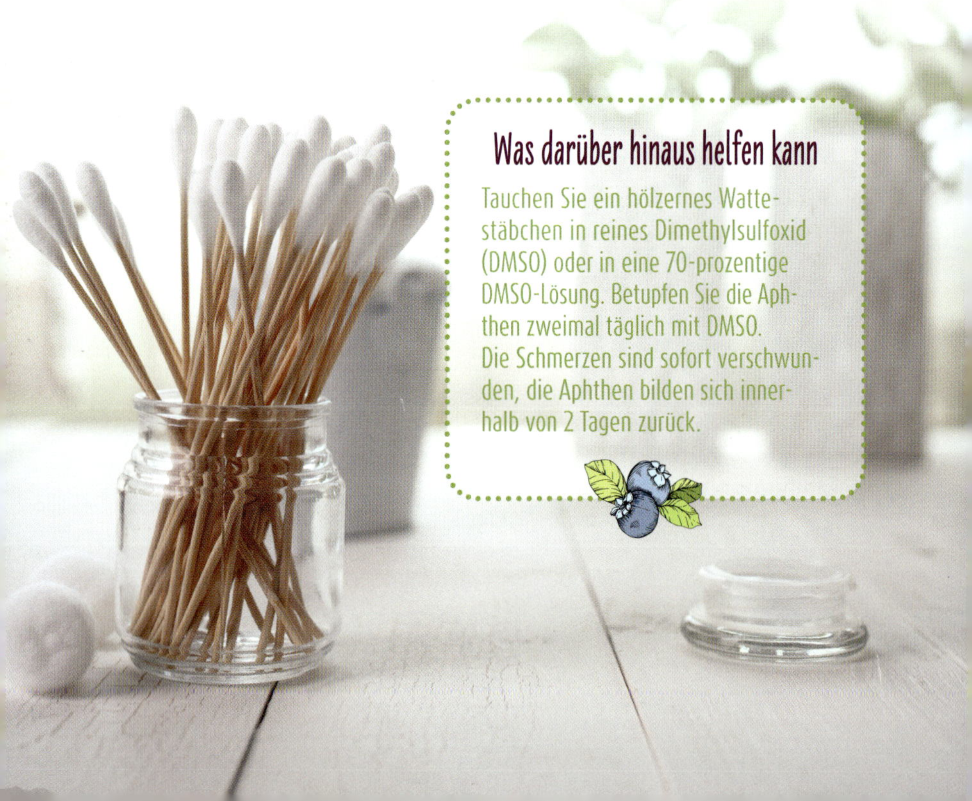

Was darüber hinaus helfen kann

Tauchen Sie ein hölzernes Wattestäbchen in reines Dimethylsulfoxid (DMSO) oder in eine 70-prozentige DMSO-Lösung. Betupfen Sie die Aphthen zweimal täglich mit DMSO. Die Schmerzen sind sofort verschwunden, die Aphthen bilden sich innerhalb von 2 Tagen zurück.

Arteriosklerose

Bei der Arteriosklerose, der Volksmund spricht hier von »Gefäßverkalkung«, handelt es sich um eine Erkrankung, die alle Arterien des Körpers betreffen kann. Fette lagern sich an den Gefäßinnenwänden ab, was über längere Zeit zu einer Verengung der betroffenen Arterien führt. Entzündungsprozesse verstärken dies noch. Als Folge einer solchen Verengung (medizinisch Stenose) kann das Blut nicht mehr ungehindert fließen, die Organe werden nicht mehr ausreichend mit Sauerstoff versorgt. Am bekanntesten ist hier wohl eine Verengung der Herzkranzgefäße, die einen Herzinfarkt zur Folge haben kann. Übrigens: In den westlichen Industrieländern geht ungefähr die Hälfte aller Todesfälle auf solche Gefäßverengungen zurück.

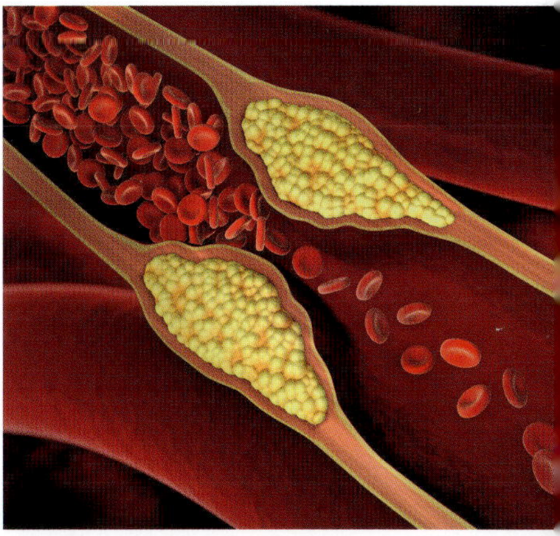

In verschiedenen Untersuchungen hat man nun herausgefunden, dass vor allem die Waldheidelbeere einen positiven Effekt auf Blutgefäße hat. Es bilden sich weniger Ablagerungen, die die Gefäße verstopfen können. Außerdem hemmen sie die Entzündungsprozesse, die an der Entstehung einer Arteriosklerose beteiligt sind.

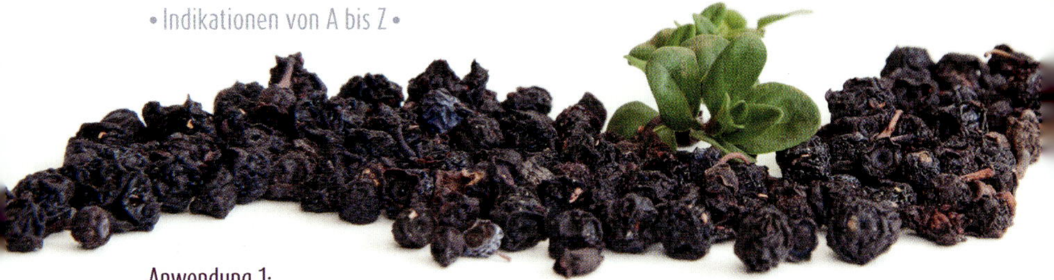

Anwendung 1:

Kur mit frischen oder getrockneten Waldheidelbeeren

- Essen Sie über einen Zeitraum von 4 Wochen täglich rund 75 Gramm frische oder 50 Gramm getrocknete Beeren.

Anwendung 2:

Kur mit Heidelbeertee

- 2 Esslöffel getrocknete Heidelbeeren in 250 Millilitern Wasser ungefähr 5 Minuten lang kochen.
- Den Aufguss 10–15 Minuten ziehen lassen und anschließend abseihen.
- Trinken Sie über einen Zeitraum von einigen Wochen dreimal pro Woche 2–3 Tassen des Tees.

Was darüber hinaus helfen kann

Essen Sie über mehrere Wochen täglich 3 Gramm frischen Knoblauch. Dies entspricht ungefähr 3 kleinen Knoblauchzehen.

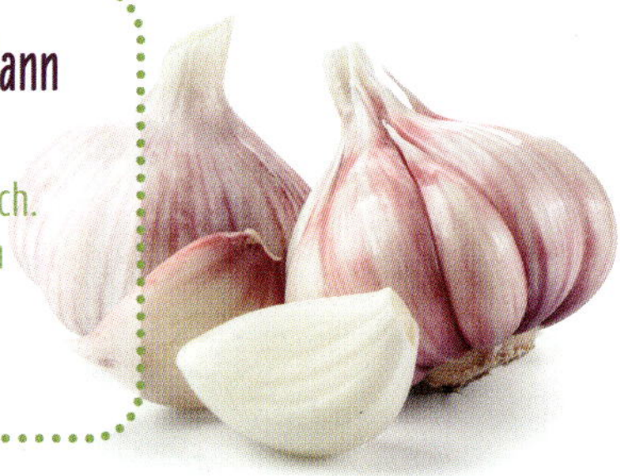

Bakterien

Wie die meisten dunklen Beeren besitzt auch die Heidelbeere antibakterielle Eigenschaften. So hemmen die blauen Gesundheitswunder das Wachstum von Enterobakterien wie Salmonellen und dem Eitererreger *Staphylococcus aureus.* Allerdings ist diese Wirkung nur schwach ausgeprägt.

Doch die Heidelbeeren können noch mehr. So verhindern sie, dass sich Bakterien an menschliche Zellen anheften. Belegt wurde dies im Labor für den Erreger der Lungenentzündung *Streptococcus pneumoniae* und den Erreger der Hirnhautentzündung *Neisseria meningitidis.*[2] Dadurch wird nicht nur die Gefährlichkeit der Bakterien verringert, sondern sie werden auch rascher ausgeschieden.

Wenn bei Ihnen also ein Befall mit Bakterien nachgewiesen wurde, so sollten Sie die medizinische Behandlung durch den Verzehr von Heidelbeeren unterstützen.

Anwendung 1:

Heidelbeersaft

- Jeden Tag rund 250 Gramm frische Heidelbeeren auspressen (bei einem Körpergewicht von 60 Kilogramm).
- Trinken Sie täglich den ausgepressten Saft.

Anwendung 2:

Frische oder getrocknete Waldheidelbeeren

- Essen Sie täglich rund 75 Gramm frische oder 50 Gramm getrocknete Beeren.

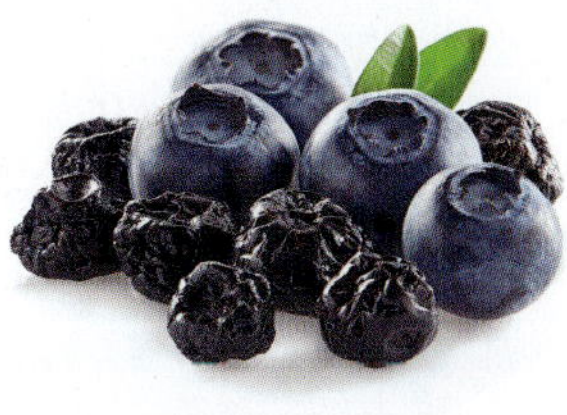

Anwendung 3:

Heidelbeertee

- 2 Esslöffel getrocknete Heidelbeeren in 250 Millilitern Wasser ungefähr 5 Minuten lang kochen.
- Den Aufguss 10–15 Minuten ziehen lassen und anschließend abseihen.
- Trinken Sie täglich 2–3 Tassen des Tees.

Bluthochdruck

Wie eine Studie belegt, senken Heidelbeeren einen erhöhten Blutdruck[3]: Forscher des King's College London verabreichten vierzig gesunden Freiwilligen 1 Monat lang täglich den Saft aus 200 Gramm Heidelbeeren oder ein Kontrollgetränk. Der Beerensaft verringerte den systolischen Blutdruck um 5 mmHg. Erste günstige Veränderungen waren bereits 2 Stunden nach dem Trinken festzustellen und ließen sich über den gesamten Studienzeitraum nachweisen.

Achtung!

Die enthaltenen Gerbstoffe können die Aufnahme von Arzneimitteln über die Darmschleimhaut behindern und so deren Wirkung abschwächen. Deshalb sollten Sie Heidelbeerzubereitungen nicht zusammen mit anderen Tabletten einnehmen, sondern 2–3 Stunden Abstand einhalten.

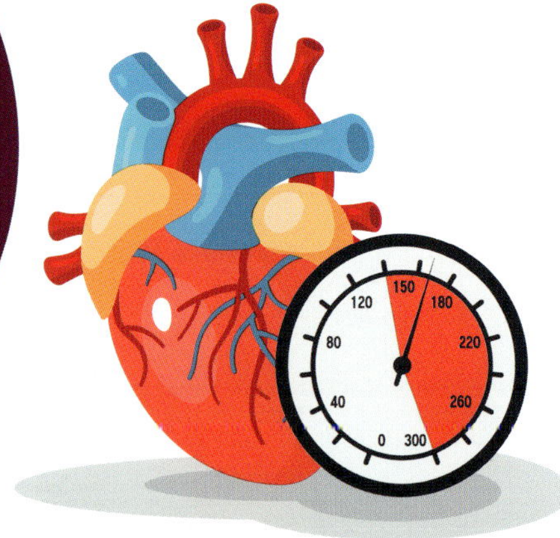

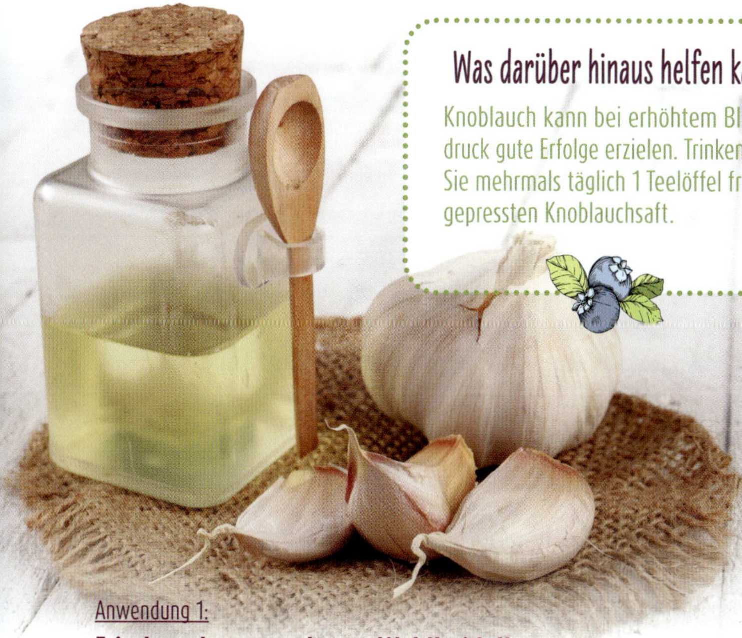

Was darüber hinaus helfen kann

Knoblauch kann bei erhöhtem Blutdruck gute Erfolge erzielen. Trinken Sie mehrmals täglich 1 Teelöffel frisch gepressten Knoblauchsaft.

Anwendung 1:

Frische oder getrocknete Waldheidelbeeren

- Essen Sie täglich rund 75 Gramm frische oder 50 Gramm getrocknete Beeren.

Anwendung 2:

Heidelbeersaft

- Jeden Tag rund 250 Gramm frische Heidelbeeren auspressen (bei einem Körpergewicht von 60 Kilogramm).
- Trinken Sie täglich den ausgepressten Saft.

Darmentzündung (*Colitis ulcerosa*)

Ist der Dickdarm entzündet, spricht die Medizin von einer *Colitis ulcerosa*. Ausgehend vom Mastdarm entzündet sich die Darmschleimhaut, und in der Folge bilden sich Geschwüre. Diese können dann zu blutigen Durchfällen und Bauchkrämpfen führen. Bei milden Erkrankungsformen helfen Heidelbeeren. Die in den Beeren reichlich enthaltenen Anthocyane hemmen die Entzündung.

In einer kleinen Studie[4] nahmen dreizehn Probanden mit milder beziehungsweise moderater Darmentzündung 6 Wochen lang täglich 160 Gramm eines standardisierten Heidelbeerextrakts zu sich. Die Beschwerden besserten sich objektiv – die Entzündung der Darmschleimhaut ging zurück– und subjektiv deutlich. Rund 82 Prozent der Studienteilnehmer berichteten, dass sich ihre Lebensqualität erhöht hatte.

Bitte nicht vergessen: Eine Darmentzündung muss immer von einem Arzt abgeklärt werden.

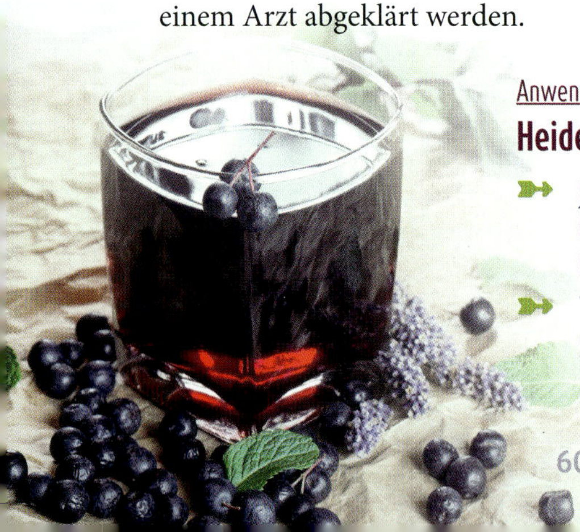

Anwendung:

Heidelbeersaft

- Jeden Tag rund 250 Gramm frische Heidelbeeren auspressen (bei einem Körpergewicht von 60 Kilogramm).
- Trinken Sie täglich den ausgepressten Saft.

Depressive Verstimmung

Die in den blauen Beeren in hoher Konzentration enthaltenen Anthocyane und verwandte Substanzen aus blauen Beeren heben die Stimmung. Denn, so zeigen Versuche mit Zellkulturen, diese Substanzen verlangsamen den Abbau des Glückshormons. Der Tierversuch mit Mäusen bestätigt den Befund: Die Mäuse verhielten sich weniger ängstlich. Diese Befunde wurden am Menschen bestätigt, beispielsweise mit der Studie »Effects of Acute Blueberry Flavonoids on Mood in Children and Young Adult (Auswirkungen von akuten Blaubeer-Flavonoiden auf die Stimmung bei Kindern und jungen Erwachsenen)«.[5] Sie wurde mit zwei unterschiedlichen Testgruppen durchgeführt. Zur ersten Gruppe gehörten 21 junge Erwachsene zwischen 18 und 21 Jahren, zur zweiten fünfzig Kinder im Alter von 7 bis 10 Jahren. Die Probanden in beiden Gruppen tranken entweder einen Heidelbeersaft aus gefrorenen Wildbeeren oder einen »Scheinsaft« (gleiche Farbe, gleicher Geschmack, aber ohne Anthocyane). Vorher und 2 Stunden nach dem Trinken wurden alle Studienteilnehmer gebeten, ihren Gemütszustand auf einer Skala einzuschätzen. In beiden Gruppen beurteilten die Teilnehmer ihre Stimmungslage deutlich besser, nachdem sie das Getränk mit wilden Blaubeeren zu sich genommen hatten.

Achtung!

Ob bei Ihnen eine vorübergehende depressive Verstimmung oder eine behandlungsbedürftige Depression vorliegt, kann nur ein Arzt feststellen. Sollte sich Ihr Gemütszustand nach kurzer Zeit nicht bessern, sollten Sie unbedingt einen Arzt konsultieren.

Anwendung 1:

Heidelbeersaft

- Jeden Tag rund 250 Gramm frische Heidelbeeren auspressen (bei einem Körpergewicht von 60 Kilogramm).Trinken Sie täglich den ausgepressten Saft.

Anwendung 2:

Heidelbeertee

- 2 Esslöffel getrocknete Heidelbeeren in 250 Millilitern Wasser ungefähr 5 Minuten lang kochen.
- Den Aufguss 10–15 Minuten ziehen lassen und anschließend abseihen.
- Trinken Sie täglich 2–3 Tassen des Tees.

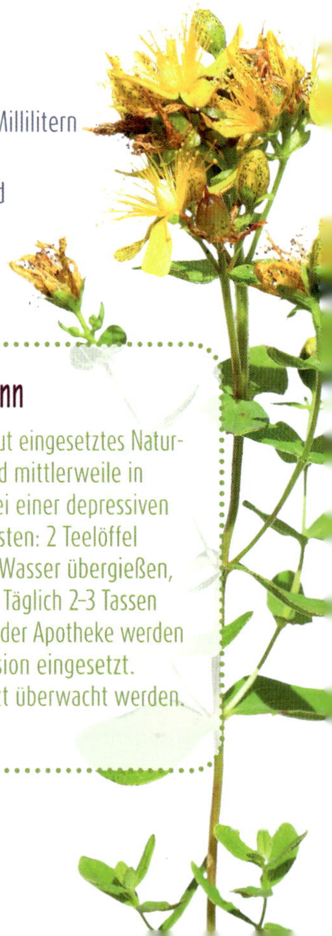

Was darüber hinaus helfen kann

Ein schon im Altertum gegen Traurigkeit und Schwermut eingesetztes Naturheilmittel ist das Johanniskraut. Seine Wirkungen sind mittlerweile in zahlreichen wissenschaftlichen Studien erwiesen.[6] Bei einer depressiven Verstimmung kann Johanniskrauttee gute Dienste leisten: 2 Teelöffel getrocknetes Johanniskraut mit ¼ Liter kochendem Wasser übergießen, 10 Minuten zugedeckt ziehen lassen, dann abseihen. Täglich 2–3 Tassen Tee trinken. Hochdosierte Johanniskrautpräparate aus der Apotheke werden heute auch gegen leichte bis mittelschwere Depression eingesetzt. Diese Therapie sollte allerdings immer von einem Arzt überwacht werden.

Diabetes Typ 2 (Zuckerkrankheit)

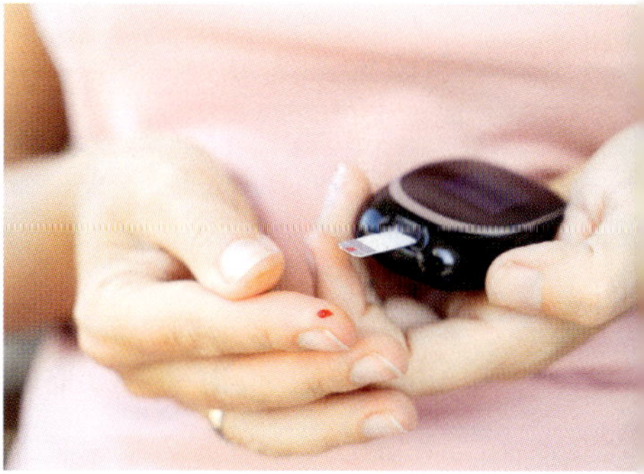

Heidelbeeren senken den Blutzuckerspiegel. Gerade bei leichtem Typ-2-Diabetes können Sie womöglich durch die regelmäßige Anwendung von Heidelbeerzubereitungen in Absprache mit Ihrem behandelnden Arzt Antidiabetika einsparen. Es gibt Berichte, nach denen Heidelbeerpflücker während der Erntezeit deutlich weniger oder sogar überhaupt kein Insulin mehr spritzen mussten, da sie tagtäglich große Mengen an Heidelbeeren verzehrten.

Für Menschen mit einem hohen Diabetesrisiko kann der Verzehr von Heidelbeeren sogar zur Vorbeugung der Krankheit beitragen. In einer aktuellen Studie mit übergewichtigen Diabetes-Risikokandidaten erhöhte der tägliche Verzehr von Heidelbeeren die Insulinempfindlichkeit der Teilnehmer und verbesserte ihre Blutzuckerwerte.[7] Gefährliche Entzündungsbotenstoffe, die vom Fettgewebe produziert werden und eine Insulinresistenz begünstigen, gingen zurück.

Doch Heidelbeeren können noch mehr: Die in den Beeren enthaltenen Anthocyane beugen Folgeerkrankungen des Diabetes vor oder verringern dessen Folgen. So können sie beispielsweise einer Gefäßverdickung und der daraus resultierenden Brüchigkeit der

Gefäße effektiv entgegenwirken. Dies spielt vor allem bei der sogenannten diabetischen Retinopathie, eine Erkrankung der Netzhaut des Auges, eine wesentliche Rolle.

Anwendung 1:

Frische oder getrocknete Waldheidelbeeren

- Essen Sie täglich rund 75 Gramm frische oder 50 Gramm getrocknete Beeren.

Anwendung 2:

Diabetestee aus der Volksmedizin (Aufguss)

- 2–3 Teelöffel fein geschnittene Heidelbeerblätter (aus der Apotheke) mit 250 Millilitern kochendem Wasser übergießen.
- Den Tee 5–10 Minuten ziehen lassen und anschließend abseihen.
- Trinken Sie täglich 2–3 Tassen, aber keinesfalls mehr. Höchsten 7 Tage lang anwenden, denn Heidelbeerblätter enthalten unter anderem gesundheitsschädliche Alkaloide.

Achtung!

Wenn Sie Diabetes haben, sollten Sie die Anwendung von Heidelbeeren vorher mit Ihrem Arzt abklären. Unter Umständen verstärkt sich die Wirkung von blutzuckersenkenden Medikamenten.

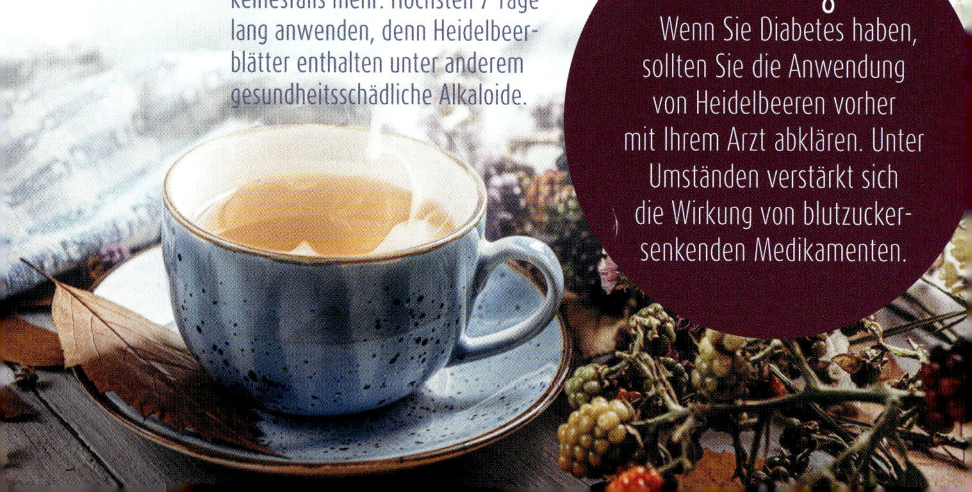

Anwendung 3:

Diabetestee nach Sebastian Kneipp (Auszug)

- 10 Gramm Bohnenschalen, 10 Gramm Brennnesseln, 20 Gramm Birkenblätter und 60 Gramm Heidelbeerblätter mischen.
- 1 Esslöffel der Mischung in einen Topf geben.
- Mit 1 Tasse kaltem Wasser übergießen und den Topf mit einem Deckel zudecken.
- Das Wasser zum Kochen bringen und ungefähr 10 Minuten lang sprudelnd kochen.
- Die Abkochung vom Herd nehmen und abfiltern.
- Trinken Sie 1 Tasse des Tees zwei- bis dreimal täglich vor dem Essen.

Vorsicht bei Heidelbeerblättern!

Heidelbeerblätter enthalten Arbutin, das zu Hydrochinon verstoffwechselt wird. Dieses schädigt bei höherer beziehungsweise falscher Dosierung die Leber und steht unter dem Verdacht, das Erbgut zu verändern oder sogar Krebs zu verursachen. Deshalb gilt für die Einnahme aller arbutinhaltigen Drogen:

- Nicht öfter als fünfmal im Jahr und nur 1 Woche lang!
- Nicht während der Schwangerschaft oder Stillzeit!
- Nicht für Kinder!

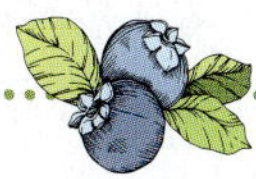

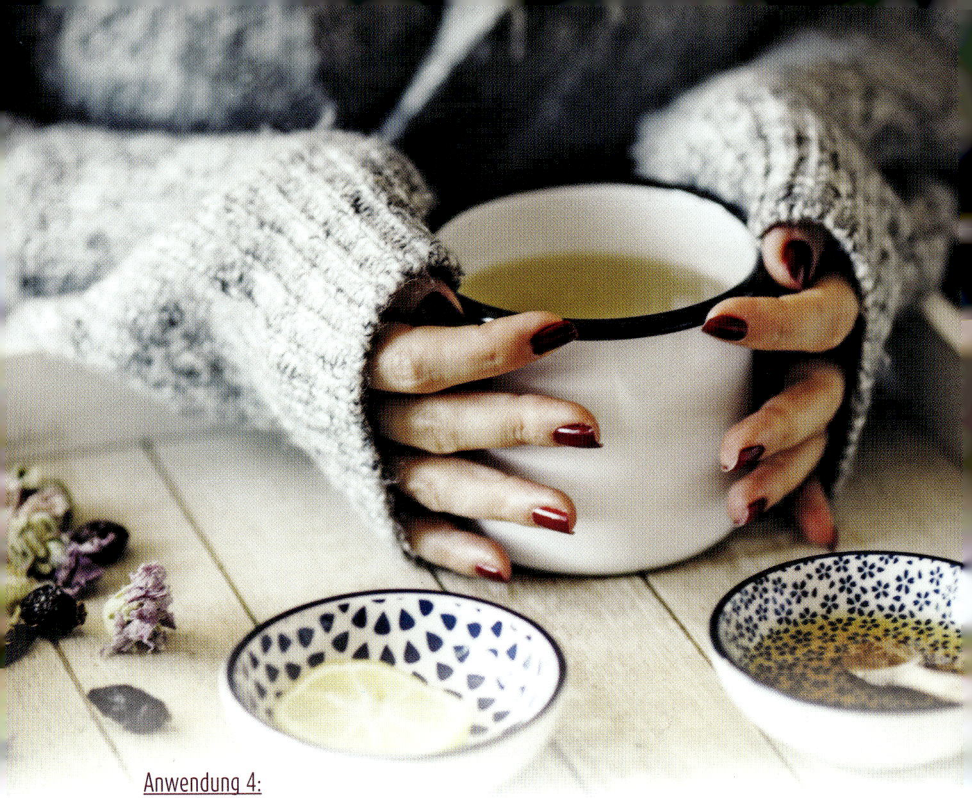

Anwendung 4:

Gemischter Tee

- Getrockneten Ackerschachtelhalm, Birkenblätter, Schafgarbe, Brennnessel, Blutwurz, Geißraute, Wermut und Heidelbeeren zu gleichen Teilen mischen.
- 1 Teelöffel der Mischung zusammen mit 1 Tasse Wasser aufkochen.
- Den Tee abgedeckt 10–15 Minuten ziehen lassen und dann abseihen.
- Trinken Sie 1 Tasse des ungesüßten Tees schluckweise vor dem Essen.

Aufguss, Auszug, Abkochung – so machen Sie Tee!

Die klassische Teezubereitung wird als **Aufguss** bezeichnet.

Und so geht's:

- Früchte, Blätter, Blüten, Wurzeln etc. mit kochendem Wasser übergießen.
- Den Tee 5–10 Minuten ziehen lassen, damit sich seine positiven gesundheitlichen Effekte entfalten können.
- Die festen Bestandteile abfiltern und den Tee schluckweise trinken.

Ein **Auszug** wird vor allem bei zarten Blüten, weichen oder schleimhaltigen Wurzeln oder empfindlichen Wirkstoffen zubereitet.

Und so geht's:

- Früchte, Blätter, Blüten, Wurzeln mit kaltem Wasser übergießen. Pro Tasse nehmen Sie 1 Teelöffel bis 1 Esslöffel Kräuter. Die Tasse abdecken.
- Den Auszug 8–12 Stunden ziehen lassen und anschließend die festen Bestandteile abseihen.
- Den Auszug vorsichtig bis auf Trinktemperatur erwärmen und in kleinen Schlucken trinken.

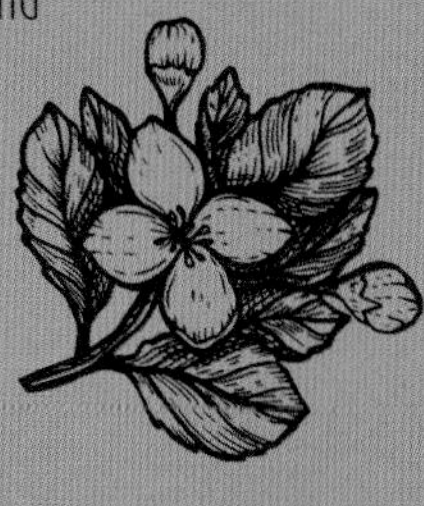

Besonders harte Pflanzenteile wie Wurzeln und Hölzer werden als **Abkochung** zubereitet.

Und so geht's:

- Für 1 Tasse Tee 1 Teelöffel Kräuter in einem mit 1 Tasse kaltem Wasser gefüllten Topf ansetzen.
- Das Wasser langsam aufkochen und die Mischung bis zu 10 Minuten lang köcheln lassen.
- Den Tee vom Herd nehmen und noch ein paar Minuten ziehen lassen.
- Die festen Bestandteile abseihen.
- Trinken Sie den Tee in kleinen Schlucken.

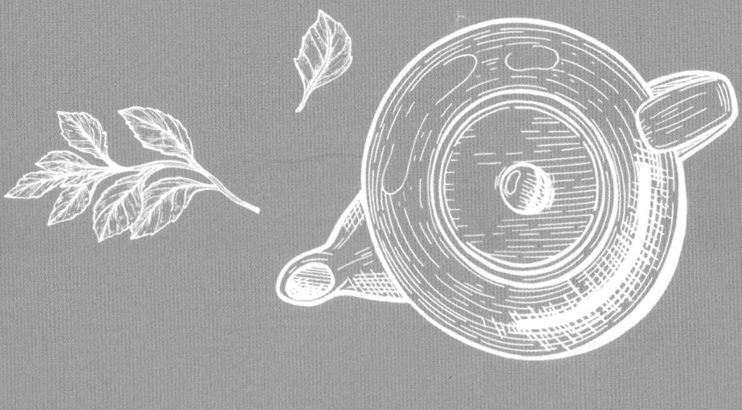

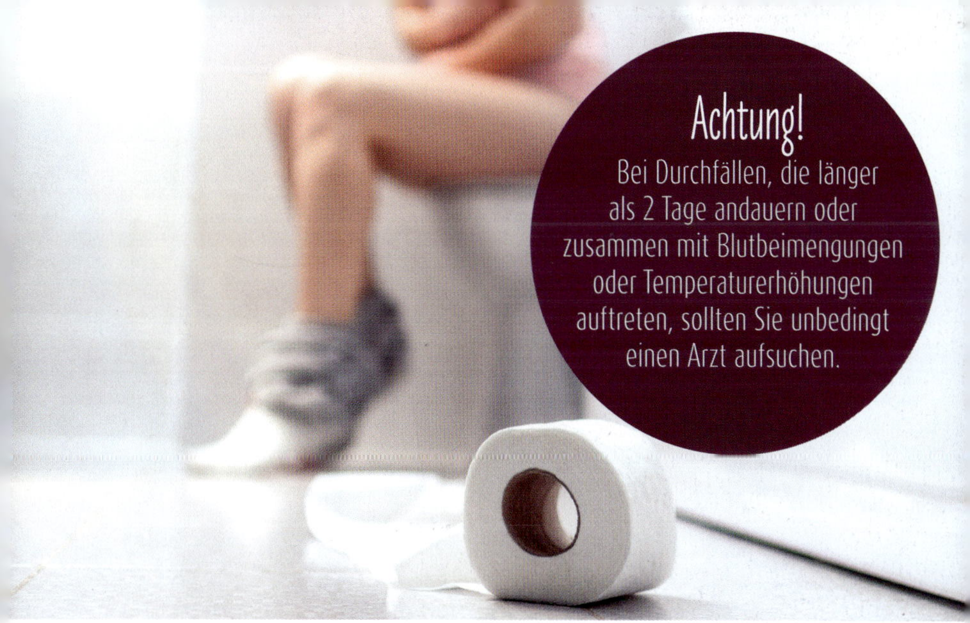
Achtung!
Bei Durchfällen, die länger als 2 Tage andauern oder zusammen mit Blutbeimengungen oder Temperaturerhöhungen auftreten, sollten Sie unbedingt einen Arzt aufsuchen.

Durchfall

Mit Durchfall reagiert der Körper meist auf mit der Nahrung aufgenommene Schad- oder Giftstoffe, um diese schnellstens wieder auszuscheiden. Er kann auch infolge einer Virusinfektion auftreten. Immer wiederkehrende Durchfälle sind oft die Folge von Stress. Grundsätzlich sollte Durchfall nicht mit Kohletabletten oder anderen Substanzen gestoppt werden. Wichtig ist, dem Körper Flüssigkeit und Elektrolyte zuzuführen.

Die in Heidelbeeren enthaltenen Anthocyane und Gerbstoffe wirken antibakteriell und hemmen so die Vermehrung der Durchfallerreger. Die im Fruchtfleisch enthaltenen Pektine binden außerdem die Flüssigkeit im Darm und mildern Durchfälle.

Anwendung 1:

Getrocknete Waldheidelbeeren

- Mehrmals täglich 10 Gramm der getrockneten Früchte kauen.
- Sie können die Früchte zuvor auch in Wasser einweichen und als Brei zu sich nehmen.

Anwendung 2:

Heidelbeertee aus frischen Beeren

- Ungefähr 3 gehäufte Esslöffel frische Heidelbeeren zerdrücken und in einen Topf geben.
- Mit ½ Liter kaltem Wasser übergießen und den Topf mit einem Deckel abdecken.
- Das Wasser zum Kochen bringen.
- Die Mischung ungefähr 10 Minuten lang sprudelnd kochen.
- Die Abkochung vom Herd nehmen und abfiltern.
- Trinken Sie ein- bis dreimal täglich 1 Tasse.

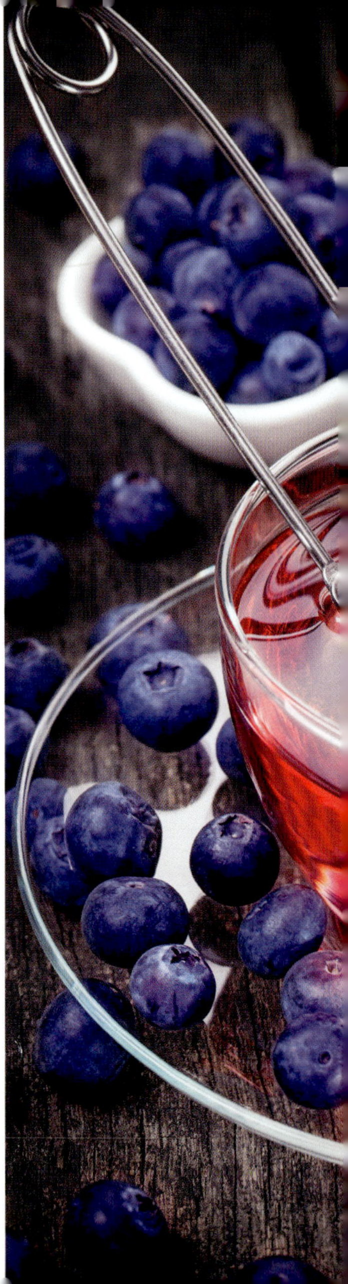

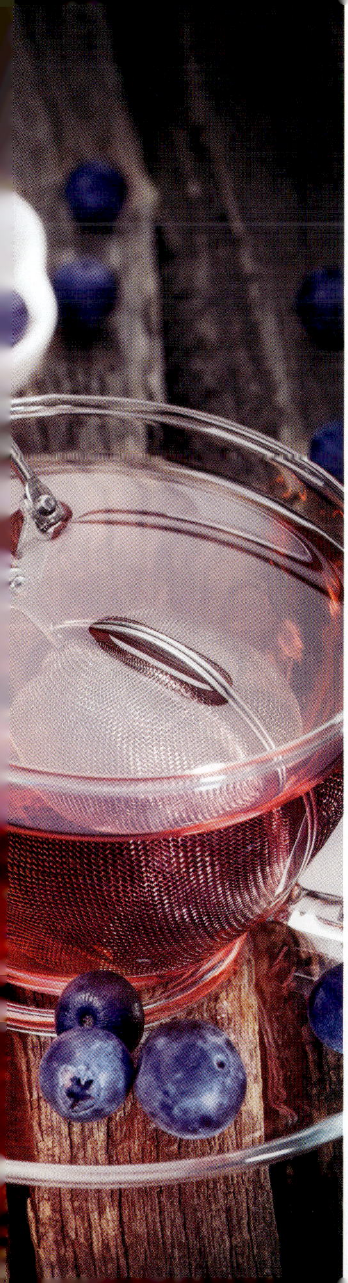

Anwendung 3:

Heidelbeertee

- 2 Esslöffel getrocknete Heidelbeeren in 250 Millilitern Wasser ungefähr 5 Minuten lang kochen.
- Den Aufguss 10 Minuten ziehen lassen und anschließend abseihen.
- Trinken Sie täglich 3–6 Tassen des Tees.

Anwendung 4:

Heidelbeerabkochung

- Blutwurz, Eichenrinde, Johanniskraut und getrocknete Heidelbeeren zu gleichen Teilen mischen.
- Für 1 Tasse 1–2 Esslöffel mit 1 Tasse kaltem Wasser ansetzen.
- Das Wasser langsam aufkochen und die Mischung bis zu 10 Minuten lang köcheln lassen.
- Den Tee vom Herd nehmen und ihn noch ein paar Minuten ziehen lassen. Anschließend die festen Bestandteile abseihen.
- Trinken Sie den täglich 1 Tasse des ungesüßten Tees in kleinen Schlucken.

So trocknen Sie Heidelbeeren

Frische Heidelbeeren halten sich nur kurze Zeit. Ganz anders die getrockneten Früchte: Sie sind ungefähr ein Jahr haltbar.

- Die gepflückten Beeren sorgfältig verlesen. Dann die Beeren waschen und gründlich abtropfen lassen.
- Nun die Früchte auf ein mit Backpapier ausgelegtes Backblech legen. Achtung: Die Beeren dürfen nicht übereinanderliegen.
- Den Backofen auf ungefähr 40 Grad vorheizen und das Backblech in den Ofen schieben. Die Ofentür sollte einen Spaltbreit offenbleiben, damit die verdunstende Feuchtigkeit abziehen kann.
- Die Beeren sind getrocknet, wenn beim Zusammendrücken kein Saft mehr austritt.
- Die Beeren noch 2 Tage an der Luft nachtrocknen lassen.
- Zur Lagerung der Trockenfrüchte eignen sich kleine Leinensäckchen, die Sie an einem kühlen Platz aufbewahren.

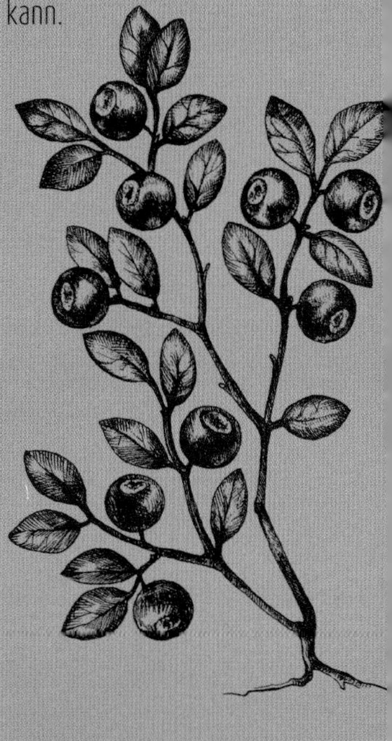

Anwendung 5:

Heidelbeerwein

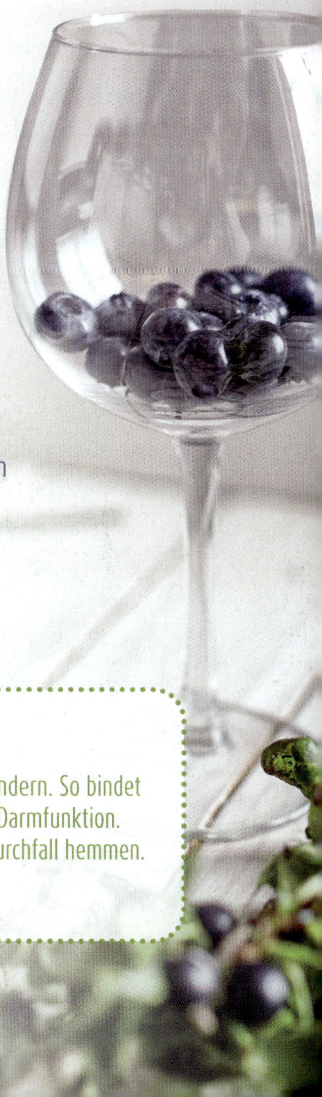

- Rund 1 Kilogramm frische Beeren zerdrücken.
- Mit einem Tuch abdecken und 5 Tage bei Zimmertemperatur stehen lassen.
- Die Beeren nun durch ein Tuch in einen Topf drücken.
- Zucker hinzufügen (für 1 Liter Saft brauchen Sie 1 Kilogramm Zucker).
- Die Mischung unter Rühren 5 Minuten lang kochen.
- Den Saft noch heiß in sterile Flaschen abfüllen und diese dann gut verschlossen lagern.
- Trinken Sie täglich 1 Glas Heidelbeerwein.
- Nach dem Öffnen der Flasche sollten Sie den Wein rasch verbrauchen.

Was darüber hinaus helfen kann

Mit einigen Nahrungsmitteln lässt sich Durchfall gezielt lindern. So bindet Apfel beispielsweise Giftstoffe im Darm und reguliert die Darmfunktion. Bananen, Möhren und auch Apfelessig können ebenfalls Durchfall hemmen.

Hämorrhoiden

Hämorrhoiden sind mit Blut gefüllte Hautsäckchen. Im Normalfall dichten sie – zusätzlich zu den beiden Schließmuskeln – den After wie ein Ventil ab. Zum Stuhlgang zieht sich das Blut aus den Hämorrhoiden zurück und der After öffnet sich. Sind die Hämorrhoiden jedoch dauerhaft vergrößert, können sie Beschwerden wie Schmerzen, Juckreiz oder Blutungen verursachen. Betroffen sein kann jeder, unabhängig vom Alter. Hämorrhoidalleiden lassen sich in vier Stadien einteilen:

Stadium I: Die Hämorrhoiden sind leicht vergrößert und nur mit dem Proktoskop zu erkennen.
Stadium II: Die Hämorrhoiden lassen sich mit dem Finger als vergrößert ertasten. Beim Stuhlgang treten sie aus dem After heraus, ziehen sich anschließend wieder von selbst in den Analkanal zurück.
Stadium III: Es tasten sich voluminöse Knoten, die beim Stuhlgang aus dem After heraustreten und mit dem Finger zurückgedrückt werden müssen.
Stadium IV: Es finden sich große Knoten außerhalb des Afters, die sich nicht mehr zurückdrücken lassen.

In Stadium III und IV spricht man häufig von »äußeren Hämorrhoiden«, da sich die Knoten außerhalb des Afters ertasten lassen. Jedoch ist die Unterteilung in »innere Hämorrhoiden« und »äußere Hämorrhoiden« heute nicht mehr gängig.

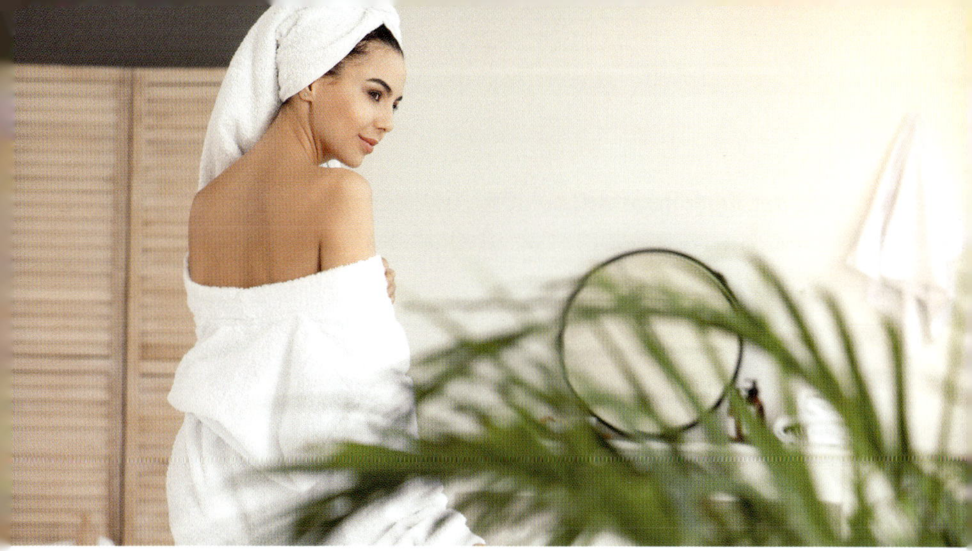

Anwendung 1:

Sitzbad mit Heidelbeerkonzentrat

- 250 Gramm getrocknete Heidelbeeren mit kaltem Wasser im Verhältnis 1:4 ansetzen und den Sud 4 Stunden zugedeckt ziehen lassen.
- Nun 150 Gramm zerkleinerte Eichenrinde zugeben und das Ganze weitere 4 Stunden zugedeckt ziehen lassen.
- Den Auszug kurz aufkochen und weitere 10 Minuten leicht köcheln lassen.
- Die Mischung durch ein feines Sieb geben. Dabei die Beeren mit einem Löffel zerdrücken.
- 100–150 Milliliter des abgekühlten Auszugs in ein warmes (nicht heißes) Sitzbad geben.
- Bleiben Sie 10 Minuten im Sitzbad.

Anwendung 2:

Kur mit Heidelbeertee

- 3 gehäufte Esslöffel getrocknete Heidelbeeren mit 500 Millilitern kaltem Wasser übergießen.
- Die Mischung 10 Minuten lang kochen lassen und anschließend durch ein feines Sieb abseihen.
- Trinken Sie 3-4 Wochen lang täglich 2 Tassen des ungezuckerten Tees.

Halsentzündung

Im Rahmen einer Erkältung leiden viele Betroffene neben Husten und Schnupfen meist auch an einer Halsentzündung. Das Gurgeln mit einem Heidelbeerauszug verschafft Linderung.

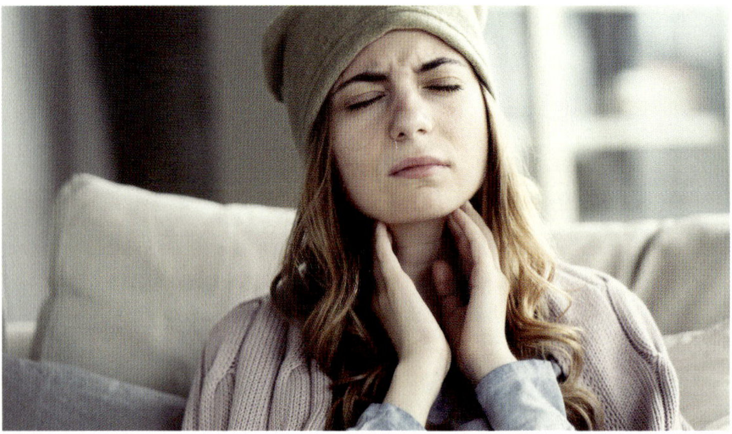

Anwendung:

Lösung zum Gurgeln

- 3–4 Esslöffel getrocknete Beeren in 500 Millilitern kaltem Wasser 3–4 Stunden zugedeckt ziehen lassen.
- Den Auszug aufkochen und rund 30 Minuten leicht kochen.
- Die Beeren durch ein Sieb passieren und die Lösung abkühlen lassen.
- Die Lösung mit Wasser im Verhältnis 1:1 verdünnen und mehrmals täglich damit gurgeln.

Was darüber hinaus helfen kann

Großmutters Hausrezept: Eiweiß leicht schaumig schlagen, mit Honig und etwas Zitronensaft vermischen, dann in kleinen Schlucken trinken. Vor dem Schlucken das Eiweißgetränk möglichste lange im Halsbereich lassen.

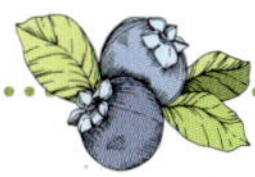

Harnwegsinfektionen

Vor allem Frauen leiden häufig unter Infektionen der Harnwege und der Harnblase. Diese äußern sich durch häufigen Harndrang sowie Schmerzen und Brennen beim Wasserlassen. Nicht selten findet sich Blut im Urin. Keinesfalls sollten Sie Harnwegsinfektionen auf die leichte Schulter nehmen, denn unbehandelt können diese die Niere schädigen. Verursacht werden Harnwegsinfektionen in der Regel durch Bakterien, am häufigsten durch *E.-coli*-Bakterien.

Diese gelangen bei falscher Hygiene in die Harnleiter und steigen bis zur Harnblase, manchmal sogar bis zur Niere auf. Eine Unterkühlung des Unterleibs erleichtert den Bakterien ihre »Arbeit«!

Gegen eine Harnwegsentzündung werden in der medikamentösen Therapie in der Regel Antibiotika eingesetzt. Außerdem sollten Sie viel trinken, um die Bakterien auszuschwemmen. Doch auch Heidelbeeren wirken gegen Harnwegsinfekte. Die in den blauen Beeren enthaltenen Anthocyane hindern die Bakterien daran, sich an den Zellen der Harnwege und der Harnblase anzuhaften. Auf diese Weise verhindern Sie, dass sich die »bösen« Bakterien vermehren und eine Infektion auslösen. Wichtig ist, dass Sie täglich mehrere Liter Flüssigkeit trinken, beispielsweise Wasser, Tees etc. Wenn Sie verdünnten Heidelbeersaft trinken, dann haben Sie eine große Chance, den Einsatz von Antibiotika zu verhindern.

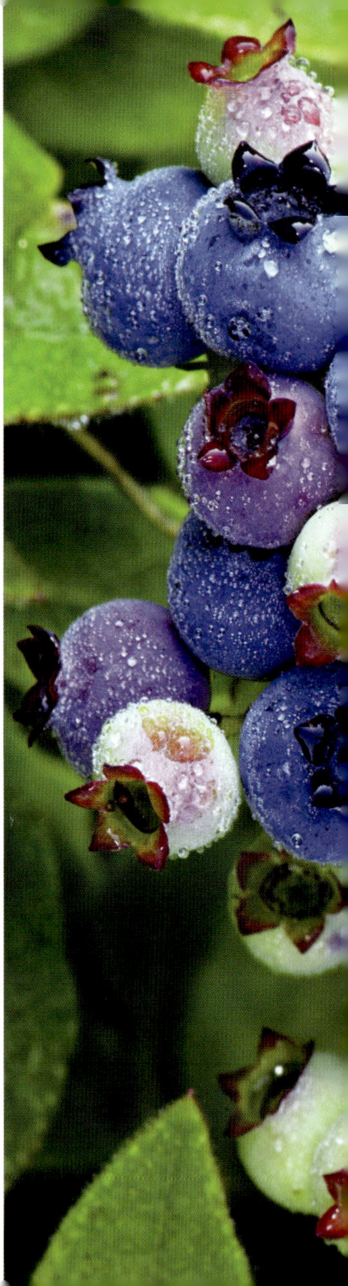

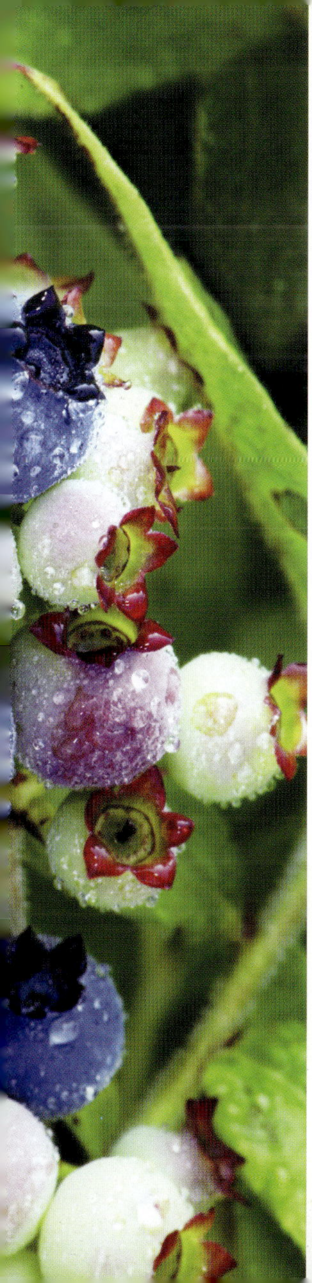

Anwendung:

Heidelbeersaft

- Jeden Tag etwa 250 Gramm frische Heidelbeeren auspressen (bei einem Körpergewicht von 60 Kilogramm).
- Trinken Sie bei einer Harnwegsinfektion am besten täglich den ausgepressten Saft.

Saft aus frischen Heidelbeeren hat oft eine sehr dickflüssige Konsistenz. Sie können ihn problemlos mit Wasser verdünnen.

Anwendung 2:

Frische Waldheidelbeeren

- Verzehren Sie täglich eine Portion frische Waldheidelbeeren.

Anwendung 3:

Heidelbeertee

- 3 gehäufte Esslöffel getrocknete Heidelbeeren mit 500 Millilitern kaltem Wasser übergießen.
- Die Mischung 10 Minuten lang kochen lassen und anschließend durch ein feines Sieb schütten.
- Trinken Sie mindestens dreimal pro Woche 2 Tassen des ungezuckerten Tees.

Hautentzündungen, Ekzeme

Eine Hautentzündung oder ein Ekzem äußert sich durch gerötete Haut, die juckt und eventuell sogar nässt. Solche Hautentzündungen entstehen meist durch äußere Einflüsse, die die Haut reizen, zum Beispiel durch Metalle, chemische Stoffe, Keime, Licht oder Feuchtigkeit. Sogar anhaltender Stress kann zu Ekzemen führen.

Anwendung:

Spülung oder Waschung

- Für ein Bad 150 Gramm frische oder 100 Gramm getrocknete Heidelbeerblätter in 2 Liter kaltes Wasser geben und kurz aufkochen.
- Den Ansatz 20 Minuten zugedeckt ziehen lassen und anschließend abseihen.
- Den Sud ins Badewasser geben.

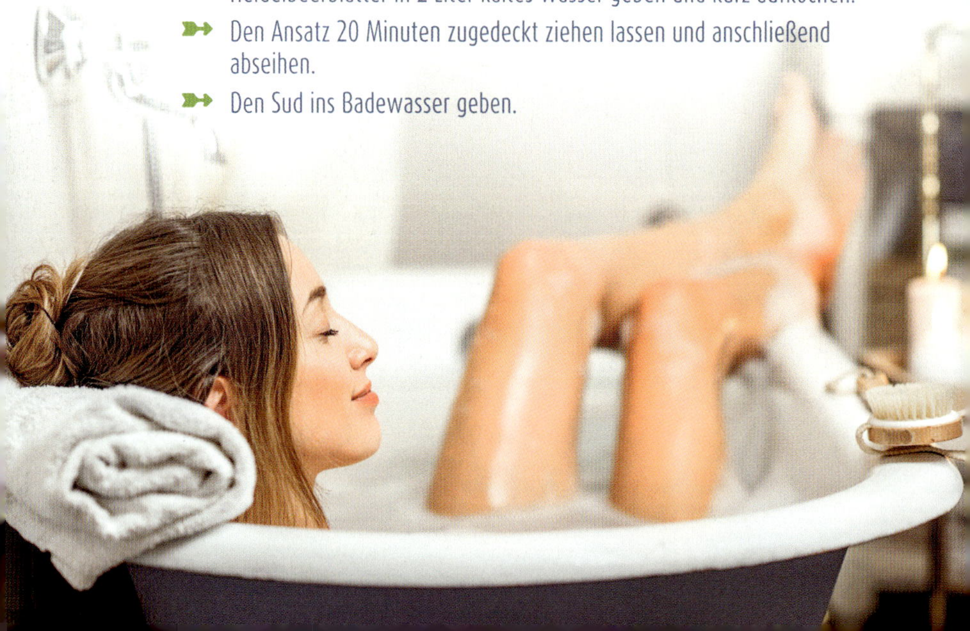

Herz-Kreislauf-Erkrankungen

Die in den blauen Wunderbeeren reichlich enthaltenen Anthocyane erweitern die Blutgefäße, indem sie das körpereigene Stickstoffmonoxid erhöhen. Dadurch bleiben auch die Arterienwände geschmeidig. Auf diese Weise senken Heidelbeeren den Blutdruck. Außerdem weisen die Blutplättchen eine geringere Neigung zur Verklumpung auf. Damit können Heidelbeeren auch einer Thrombose vorbeugen. Schon eine kleine Menge Blaubeeren – drei Portionen in der Woche – senkt das Risiko, eine Herz-Kreislauf-Erkrankung zu erleiden. Zu diesem Ergebnis kommt ein internationales Forscherteam nach der Auswertung der Daten einer Studie mit insgesamt 93 600 Frauen im Alter von 25 bis 42 Jahren.[8] 18 Jahre lang hatten die Teilnehmerinnen alle 4 Jahre Fragebögen zu ihrer Ernährung ausgefüllt. Insgesamt 405 Frauen hatten im Verlauf der Studie einen Herzinfarkt erlitten. Die statistische Auswertung ergab, dass jene Frauen, die mindestens dreimal in der Woche Heidelbeeren oder Erdbeeren gegessen hatten, um ein Drittel seltener von einem Herzinfarkt betroffen waren als jene, die höchstens einmal pro Monat die Beeren verzehrt hatten.

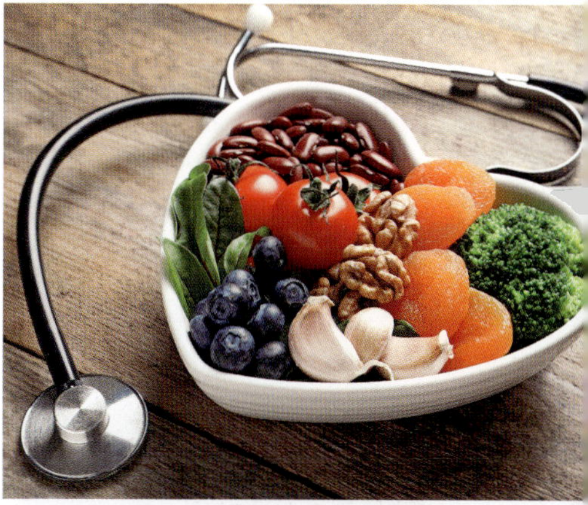

Eine weitere Untersuchung bestätigt diese Ergebnisse[9]: Übergewichtige Erwachsene, die täglich 150 Gramm Heidelbeeren zu sich nahmen, wiesen eine erhöhte Durchblutung und weniger steife Arterien auf. Die statistische Auswertung zeigte, dass der tägliche Konsum der Heidelbeeren das Risiko für Herzerkrankungen um 12 bis 15 Prozent senken kann. In der Studie verzehrten 138 Erwachsene mit einem sogenannten metabolischen Syndrom, die medizinische Bezeichnung für eine Kombination aus Diabetes, Bluthochdruck und Fettleibigkeit, täglich 150 Gramm oder 75 Gramm gefriergetrocknete Heidelbeeren oder erhielten ein Scheinmedikament.

Natürlich helfen die Beeren alleine nicht, man sollte auch ansonsten einigermaßen gesund leben. Denn auch mit Heidelbeeren können Sie den übermäßigen Konsum von Fast Food, Alkohol, Nikotin und viel rotem Fleisch nicht ausgleichen.

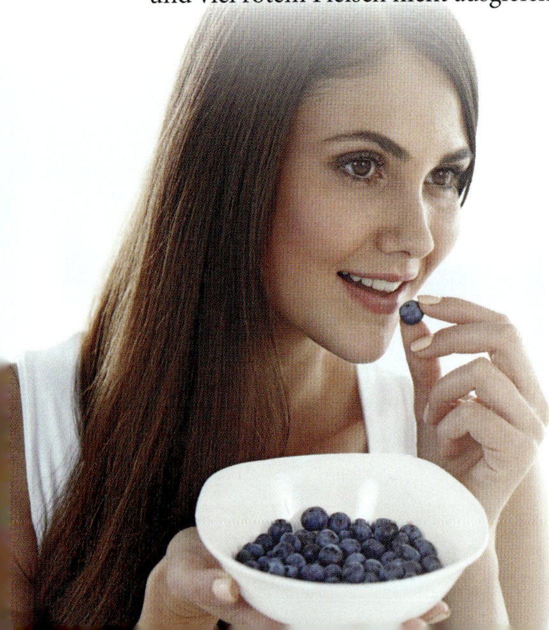

Anwendung 1:

Frische oder getrocknete Waldheidelbeeren

- Essen Sie täglich eine Portion frische oder gefriergetrocknete Waldheidelbeeren.

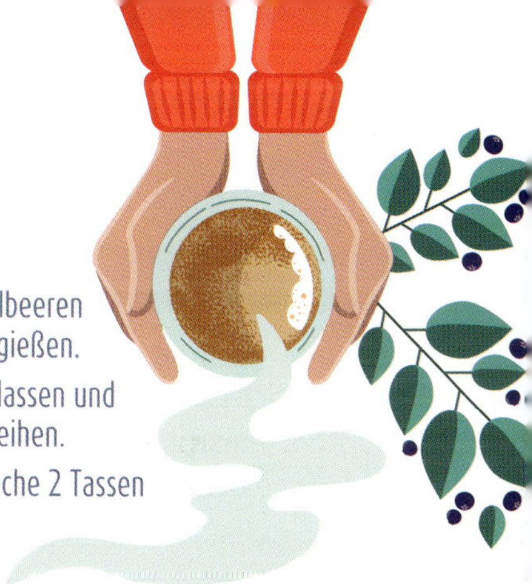

Anwendung 2:

Heidelbeertee

- 3 gehäufte Esslöffel getrocknete Heidelbeeren mit 500 Millilitern kaltem Wasser übergießen.
- Die Mischung 10 Minuten lang kochen lassen und anschließend durch ein feines Sieb abseihen.
- Trinken Sie mindestens dreimal pro Woche 2 Tassen des ungezuckerten Tees.

Anwendung 3:

Heidelbeersaft

- Jeden Tag etwa 250 Gramm frische Heidelbeeren auspressen (bei einem Körpergewicht von 60 Kilogramm).
- Trinken Sie am besten täglich den ausgepressten Saft.

Krebserkrankungen

Heidelbeeren allein können zwar keine Krebserkrankung verhindern. Doch zahlreiche Versuche im Labor zeigten, dass Heidelbeeren aufgrund ihrer entzündungshemmenden und antioxidativen Eigenschaften das Risiko, an Krebs zu erkranken, verringern können. Außerdem wurde nachgewiesen, dass die in Heidelbeeren enthaltenen Anthocyane die Zellteilung hemmen, den geregelten Zelltod fördern und die Blutversorgung eines bereits bestehenden Tumors unterbinden können. Natürlich lassen sich diese in Laborversuchen und im Tiermodell erzielten Ergebnisse nicht direkt auf den Menschen übertragen. Sie spiegeln jedoch den Nutzen einer »beerenreichen« Ernährung wider. Meine Empfehlung: Essen Sie viele wilde Heidelbeeren, die eine gegenüber der Kulturheidelbeere höhere Anthocyankonzentration aufweisen.

Anwendung 1:

Frische oder getrocknete Waldheidelbeeren

- Essen Sie täglich eine Portion frische oder gefriergetrocknete Waldheidelbeeren.

Anwendung 2:

Heidelbeertee

- 3 gehäufte Esslöffel getrocknete Heidelbeeren mit 500 Millilitern kaltem Wasser übergießen.
- Die Mischung 10 Minuten lang kochen lassen und anschließend durch ein feines Sieb gießen.
- Trinken Sie mindestens dreimal pro Woche 2 Tassen des ungezuckerten Tees.

Anwendung 3:

Heidelbeersaft

- Rund 300 Gramm (bei einem Körpergewicht von 60 Kilogramm) frische Heidelbeeren auspressen.
- Trinken Sie am besten täglich den ausgepressten Saft.

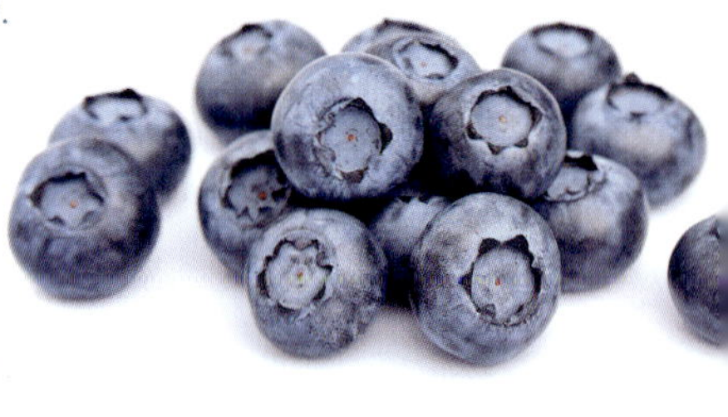

Magengeschwür

Stress und falsche Ernährung können eine Überproduktion von Magensäure verursachen. Diese greift dann die Magenschleimhaut an, es entwickelt sich ein Magengeschwür. Aber auch das Bakterium *Helicobacter pylori* und die Einnahme bestimmter Arzneistoffe wie Diclofenac, Ibuprofen und Acetylsalicylsäure können zu einem Magengeschwür führen.

Anwendung:

Heidelbeersirup

- Nehmen Sie löffelweise täglich 20–40 Gramm Heidelbeersirup (aus dem Reformhaus) ein. Speicheln Sie den Saft im Mund gut ein, damit die Inhaltsstoffe freigesetzt werden.

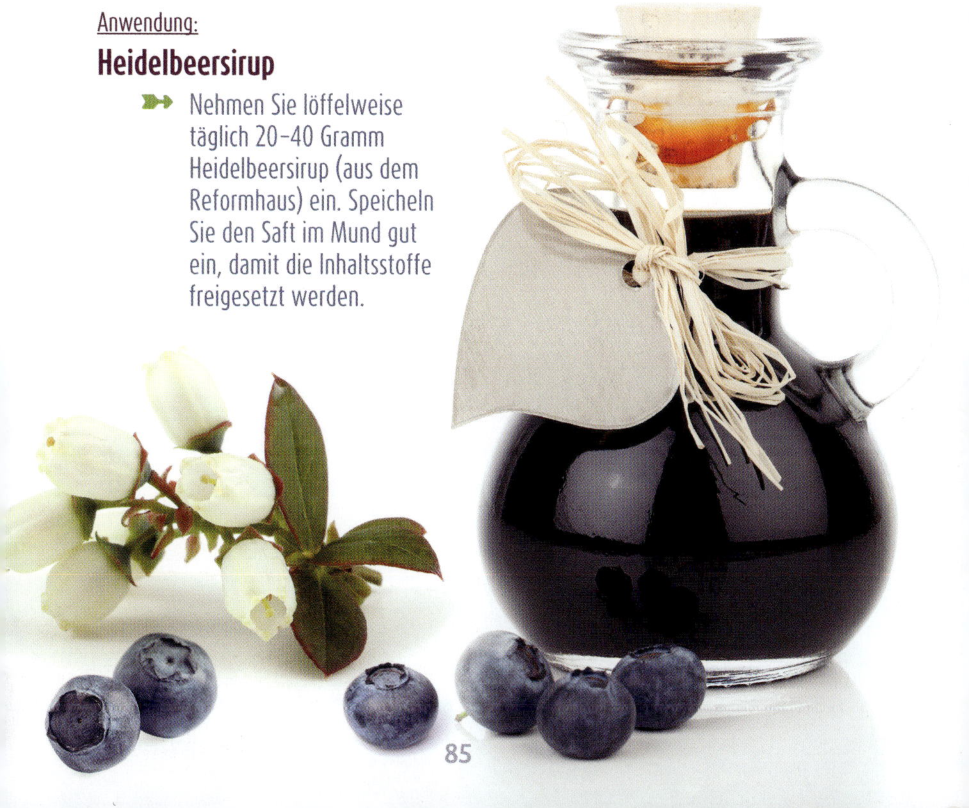

So frieren Sie Heidelbeeren ein

Die blaue Wunderbeere lässt sich sehr gut einfrieren.

Und so geht's:

- Damit die Beeren nicht aneinander festfrieren, sollten Sie die vorbereiteten Früchte zum Vorfrieren nebeneinander auf einem Tablett verteilen.
- Die Beeren mit dem Tablett ins Gefrierfach geben und für 2–3 Stunden einfrieren.
- Nun können Sie die Beeren in gewünschter Portionsgröße in Gefrierbeutel oder -boxen füllen, diese sorgfältig verschließen und rasch wieder einfrieren.
- Tiefgekühlte Heidelbeeren halten sich rund 6 Monate.

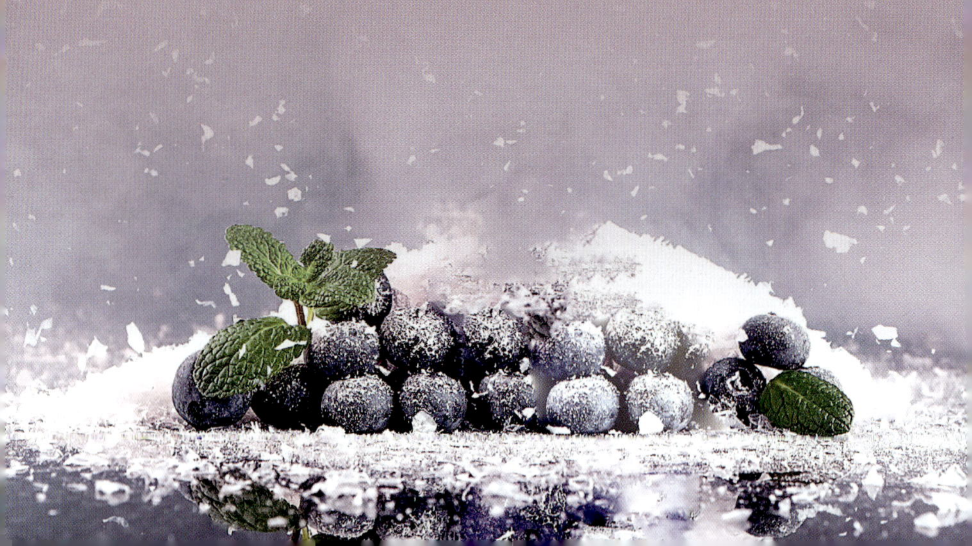

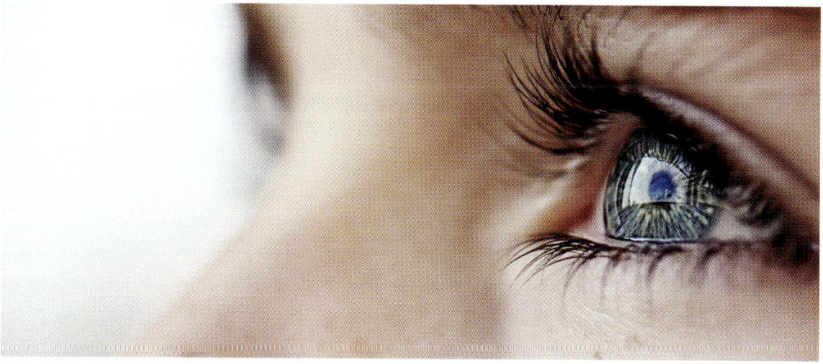

Nachtblindheit

Unsere Augen sind eigentlich für das Sehen bei natürlichen Lichtverhältnissen, also bei Tageslicht geschaffen. Doch heute müssen sie ihre Leistungsfähigkeit unter extremen Bedingungen beweisen, beispielsweise nächtliche Autofahrten oder stundenlanges Arbeiten am Computer bei künstlichem Licht. Nicht selten rächt sich dies durch nachlassende Sehkraft, vor allem in der Nacht. Während des Zweiten Weltkrieges gab es erstmalig Berichte, nach denen die Nachtpiloten der Royal Air Force nach dem Genuss von Heidelbeeren oder sogar Heidelbeerkonfitüre nachts auf ihren Flügen besser sehen konnten. In den 60er-Jahren des vergangenen Jahrhunderts wurde der Zusammenhang zwischen Heidelbeeren und Nachtblindheit in Studien mit freiwilligen Probanden untersucht. Und wirklich: Teilnehmer, die mittelmäßig oder sogar schlecht gesehen hatten, berichteten nach der Einnahme eines Heidelbeerpräparates von signifikanten Verbesserungen ihrer Sehkraft. Dies wurde durch objektive Messungen bestätigt. Studienteilnehmer mit einem sehr guten Sehvermögen zeigten dagegen keine Veränderungen. Interessant in diesem Zusammenhang ist, dass die Wirkung der Heidelbeeren rasch eintritt, jedoch nur kurz anhält.

Heidelbeeren aus der Apotheke

Natürlich gibt es den Extrakt der blauen Wunderbeeren als Nahrungsergänzungsmittel in der Apotheke, beispielsweise als Kapseln, als Pulver oder als Saft. Ich ziehe jedoch die frische Beere diesen Nahrungsergänzungsmitteln vor – allein schon wegen des süß-säuerlichen Geschmacks der Heidelbeeren. Europäische Wildheidelbeeren enthalten pro 100 Gramm ungefähr 300–700 Milligramm Anthocyane. So erreichen Sie mit 100 Gramm Wildheidelbeeren beispielsweise die gegen Nachtblindheit effektive Anthocyandosis. Und Tee oder Saft können Sie auch aus frischen beziehungsweise getrockneten Beeren ganz leicht selbst zubereiten.

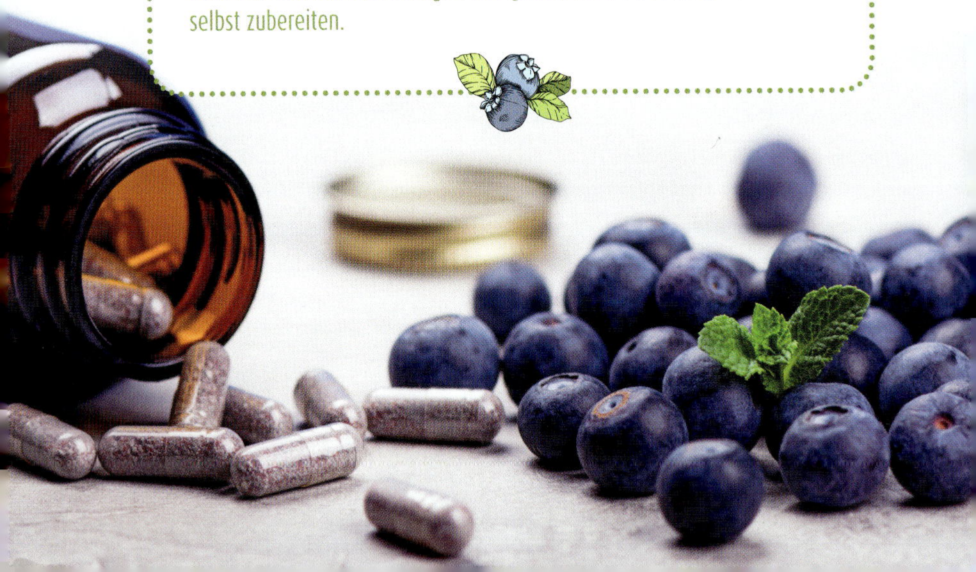

Heidelbeeren enthalten eine hohe Konzentration an Betacarotin, der Vorstufe von Vitamin A. Diese Substanz ist am Sehvorgang beteiligt, denn sie steigert die Reizübertragung der Sehnerven. So erhalten wilde Heidelbeeren die Sehkraft und können Nachtblindheit verbessern. Außerdem wird die Spannkraft der Augenmuskulatur durch die in Heidelbeeren enthaltenen Antioxidantien wie die Anthocyane stabilisiert. Denn Antioxidantien schützen die Wände der kleinen Blutgefäße im Auge vor freien Radikalen. Dadurch verbessert sich Ihre Sehkraft in der Dämmerung und in der Nacht. Außerdem wirken die Anthocyane positiv auf die Flexibilität der Zellmembrane. So erhöht sich der Blutfluss in die Netzhaut. Dies hat zur Folge, dass die Netzhaut besser mit wichtigen Nährstoffen versorgt und die Stoffwechselendprodukte effektiver abtransportiert werden.

Anwendung 1:

Frische oder getrocknete Waldheidelbeeren

- Essen Sie ungefähr 20 Minuten vor einer Nachtfahrt eine Portion frische oder getrocknete Waldheidelbeeren.
- Auch wenn Sie viel am Computer arbeiten, sollten Sie Heidelbeeren essen.

Anwendung 2:

Heidelbeersaft

- Trinken Sie ungefähr 20 Minuten vor einer Nachtfahrt 1 Glas Heidelbeersaft, entweder frisch gepresst oder aus der Apotheke oder dem Reformhaus.
- Bei längeren Nachfahrten sollten Sie Heidelbeersaft als Reiseproviant dabeihaben.

So machen Sie Heidelbeersaft

Sie brauchen:

3 kg	frische Waldheidelbeeren
2 l	Wasser
40 g	Zitronensäure
750 g	Zucker pro Liter Saft

Und so geht's:

- Die frischen Beeren zerdrücken, mit dem Wasser und der Zitronensäure vermischen.
- Die Mischung 24 Stunden abgedeckt stehen lassen. Ab und zu umrühren.
- Den Saft abfiltern und dann pro Liter Saft 750 Gramm Zucker zugeben.
- Kurz erwärmen, damit sich der Zucker gut auflöst. Dann den Saft rasch in heiß ausgespülte Flaschen füllen.

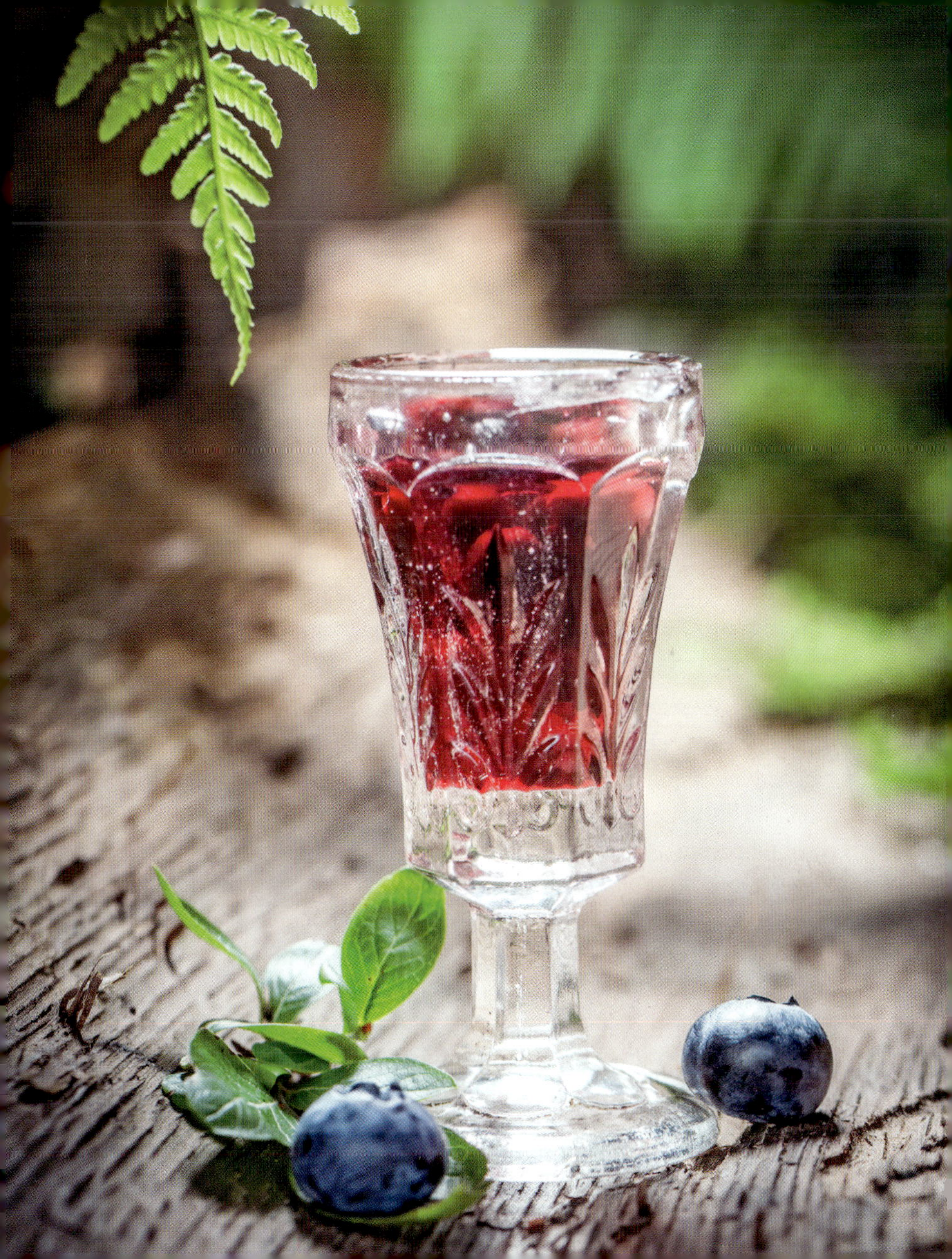

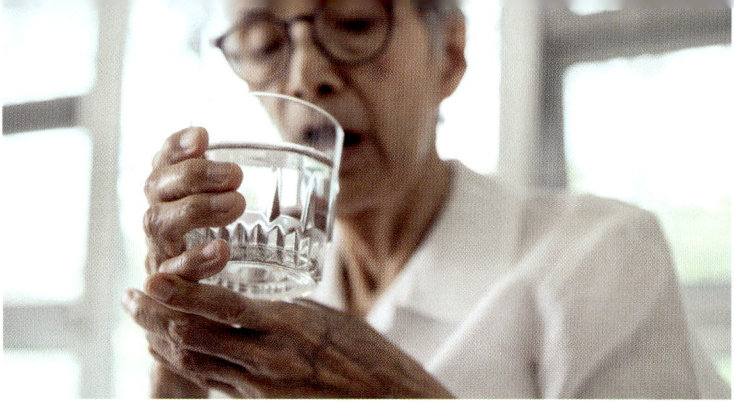

Parkinson-Erkrankung

Personen, die in ihrem Leben oft Heidelbeeren essen, weisen ein niedrigeres Risiko auf, an Parkinson zu erkranken. So zeigte eine Studie zu den Ernährungsgewohnheiten von 130 000 Teilnehmern, dass die Beerenliebhaber eine um ungefähr 25 Prozent niedrigere Erkrankungsrate aufwiesen. Bei einer Parkinson-Erkrankung sterben Nervenzellen im Gehirn ab, die den Nervenbotenstoff Dopamin produzieren. Dies führt zu den für die Erkrankung charakteristischen Bewegungsstörungen und Lähmungen. Die in den Heidelbeeren enthaltenen Anthocyane hemmen den Abbau des Botenstoffes Dopamin. Außerdem schützen sie die Nervenzellen vor freien Radikalen. An der Universität Regensburg fand eine Forschergruppe noch einen weiteren positiven Effekt der in den Heidelbeeren enthaltenen Anthocyane: Sie hemmen die Monoaminoxidase A und B.[10] Beide Substanzen verstärken den Abbau von Dopamin in den Nervenzellen des Gehirns. Deswegen werden übrigens Hemmer der Monoaminoxidase A und B in der medikamentösen Therapie der Parkinson-Erkrankung eingesetzt.

Anwendung:

Frische oder getrocknete Waldheidelbeeren

- Essen Sie täglich 1 Handvoll frische oder 1 Esslöffel getrocknete Heidelbeeren.

Rauchermundgeruch

Neben seinen entzündungshemmenden und schmerzlindernden Eigenschaften kann Heidelbeersaft auch den Rauchermundgeruch beseitigen. Häufig getrunken, soll er sogar Widerwillen gegen das Rauchen erzeugen – vorausgesetzt man ist kein Kettenraucher.

Anwendung:

Heidelbeersaft

- Trinken Sie täglich mindestens 1 Glas Heidelbeersaft, entweder frisch ausgepresst oder aus der Apotheke oder dem Reformhaus.

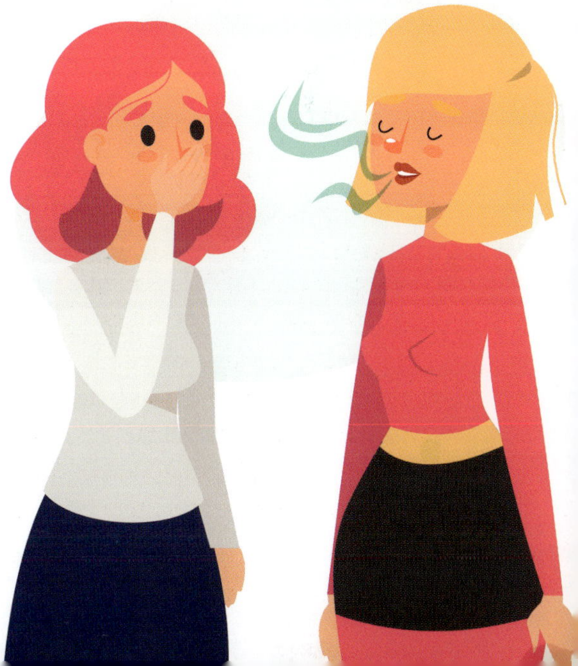

Schürfwunden

Hier leisten mit Heidelbeertee getränkte Kompressen gute Dienste.

Anwendung:

Heidelbeerabkochung

- 1–2 Esslöffel getrocknete Beeren in einem Topf mit 150 Millilitern kaltem Wasser übergießen.
- Die Mischung zum Kochen bringen und 10 Minuten lang kochen lassen. Anschließend die festen Bestandteile abseihen.
- Die Kompressen mit dem Tee tränken, auf die Wunde auflegen und mit einem Baumwolltuch befestigen.

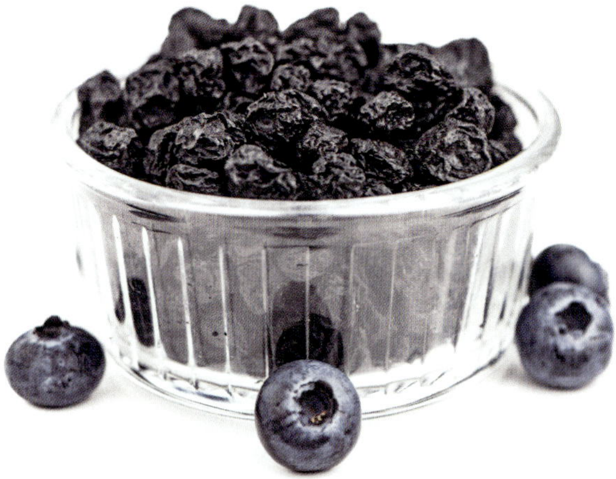

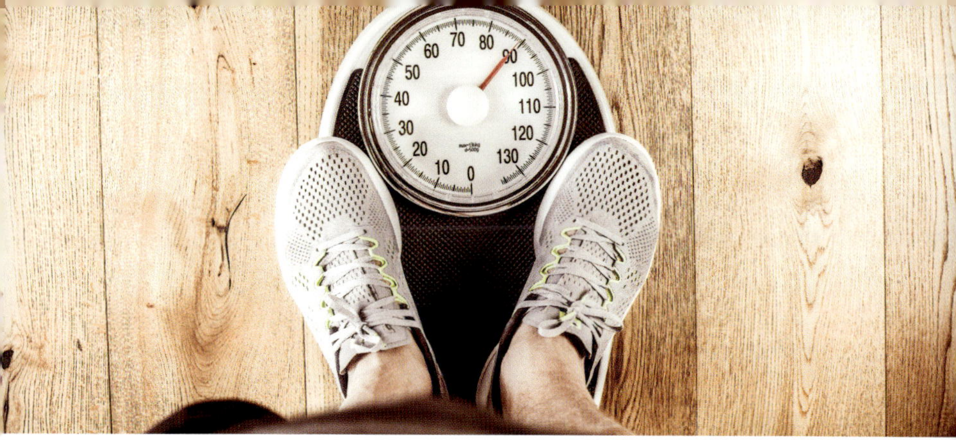

Übergewicht

Sie möchten einige Pfunde loswerden? Dann empfehle ich Ihnen, regelmäßig Waldheidelbeeren auf Ihren Speiseplan zu setzen. In einer US-amerikanischen Studie mit Mäusen zeigte sich, dass Heidelbeeren die Zahl der Fettzellen reduzieren.[11] Heidelbeeren enthalten eine hohe Konzentration an gesundheitsfördernden Polyphenolen. Diese bauen in hohen Dosen den Fettzellenbestand im Körper um bis zu 75 Prozent ab. Schon eine kleine Menge kann bis zu 27 Prozent vernichten.

Anwendung:

Frische Waldheidelbeeren

- Essen Sie regelmäßig über den Tag verteilt eine Portion frische Waldheidelbeeren.

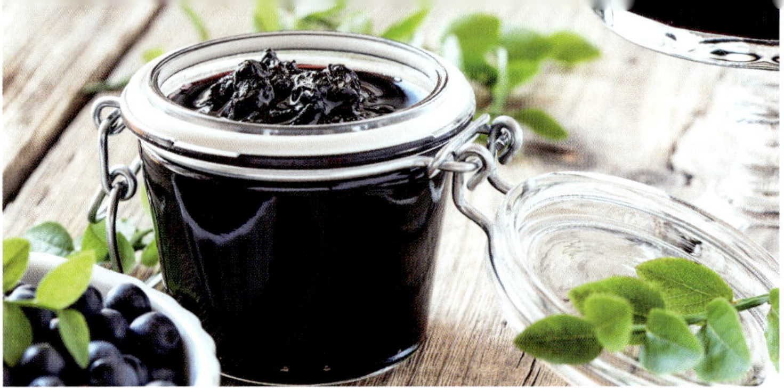

Verbrennungen, Sonnenbrand

Wer von uns hatte noch nie einen Sonnenbrand oder sonstige Verbrennungen, beispielsweise durch ein heißes Bügeleisen? Waldheidelbeeren verschaffen Kühlung und regen die Wundheilung an.

Anwendung:

Heidelbeermus

- 250 Gramm getrocknete Heidelbeeren im Verhältnis 1:3 mit kaltem Wasser ansetzen und ungefähr 8 Stunden zugedeckt ziehen lassen.
- Den Auszug stark einkochen, dabei immer wieder mit einem Holzlöffel umrühren.
- Das Mus abkühlen lassen.
- Vorsichtig 25 Gramm fettes Ringelblumenöl und 25 Gramm fettes Arnikaöl in das Mus einrühren.
- Bei Verbrennungen 1. Grades im Gesicht die Paste direkt dick auf die Haut auftragen und 1 Stunde einwirken lassen. Dann vorsichtig abwaschen. Sie können die Paste unbesorgt mehrmals am Tag anwenden.
- Bei Verbrennungen am restlichen Körper machen Sie mehrmals täglich einen Umschlag mit der Paste.

Verdauung

Wir sollten täglich mindestens 30 Gramm Ballaststoffe zuführen. Nach der »Nationalen Verzehrsstudie II«[12] des Bundesforschungsinstituts für Ernährung und Lebensmittel nehmen allerdings 75 Prozent der Frauen und 68 Prozent der Männer deutlich weniger auf. Doch Ballaststoffe sind essenzielle Bestandteile einer gesunden Ernährung. Sie wirken sich positiv auf den Cholesterinspiegel aus, senken das Risiko, an Typ-2-Diabetes zu erkranken und schützen vor Bluthochdruck und Herz-Kreislauf-Erkrankungen. Außerdem sind sie für eine gute Verdauung unverzichtbar.

Die zu geringe Aufnahme von Ballaststoffen ist bei vielen Menschen für Verdauungsprobleme verantwortlich.

Vor allem die Waldheidelbeeren enthalten viele Ballaststoffe. Schon 2 Handvoll Waldheidelbeeren decken 40 Prozent Ihres Ballaststoffbedarfs.

Anwendung 1:

Frische Waldheidelbeeren

- Essen Sie täglich 1 Handvoll frische Waldheidelbeeren.

Anwendung 2:

Heidelbeersaft

- Jeden Tag rund 250 Gramm frische Heidelbeeren auspressen (bei einem Körpergewicht von 60 Kilogramm).
- Trinken Sie am besten täglich den ausgepressten Saft.

Zahnfleischentzündung

In einer an der Universität von Kristianstad durchgeführten Studie wurde untersucht, ob Heidelbeeren gegen Zahnfleischentzündungen helfen.[13] Die Teilnehmer erhielten über 7 Tage täglich entweder 250 Gramm beziehungsweise 500 Gramm Waldheidelbeeren oder ein Placebo. Sie wurden nicht zahnmedizinisch behandelt. Als Kontrollgruppe dienten Teilnehmer, die zahnmedizinisch behandelt wurden. Nach über einer Woche wurden die Patienten erneut untersucht. Es zeigte sich, dass 250 Gramm beziehungsweise 500 Gramm Heidelbeeren das Zahnfleischbluten durchschnittlich um 41 beziehungsweise 59 Prozent verringerten, im Gegensatz zu 31 Prozent in der Placebogruppe. Interessant war, dass die Teilnehmer, die 500 Gramm Heidelbeeren bekommen hatten, besser abschnitten als die medizinisch versorgte Kontrollgruppe, in der die zahnärztliche Behandlung das Zahnfleischbluten um 58 Prozent reduziert hatte. Die Entzündungswerte hatten sich ausschließlich bei den Teilnehmern deutlich verbessert, die 500 Gramm der blauen Beeren verzehrt hatten.

Die in Heidelbeeren enthaltenen Anthocyane drosseln das Wachstum der Bakterien, die zu den Hauptverursachern von Zahnfleischentzündungen gehören. Außerdem verringern sie die Fähigkeit der Bakterien, sich zu einem sogenannten Biofilm zusammenzuschließen, der sie vor dem Angriff durch antibakterielle Substanzen schützt. Darüber hinaus blockieren Heidelbeeren einen Signalweg, der bei Zahnfleischerkrankungen auftritt.

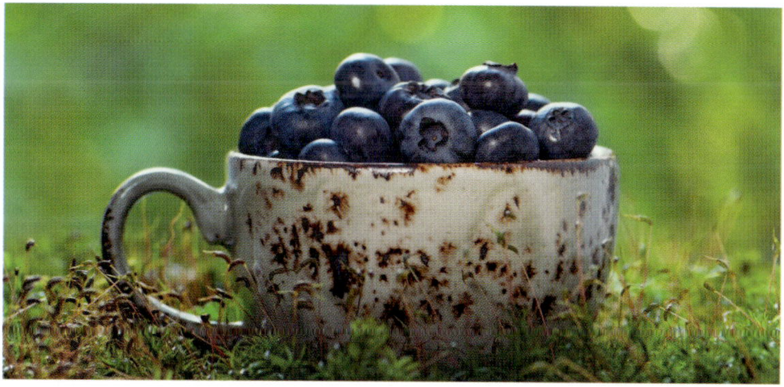

Anwendung 1:

Frische Waldheidelbeeren

- Neben einer sorgfältigen Mund- und Zahnhygiene sollten Sie täglich 1 Handvoll frischer Waldheidelbeeren im Mund zerkauen und den Saft eine Zeit lang im Mund hin- und herbewegen.

Anwendung 2:

Heidelbeersaft

- Trinken Sie täglich 1 Glas frischen Heidelbeersaft.

Anwendung 3:

Mundspülung

- 2–3 Esslöffel getrocknete Heidelbeeren mit 500 Millilitern Wasser 30 Minuten lang abkochen und anschließend abseihen.
- Spülen Sie Ihren Mund mehrmals täglich mit der Lösung.

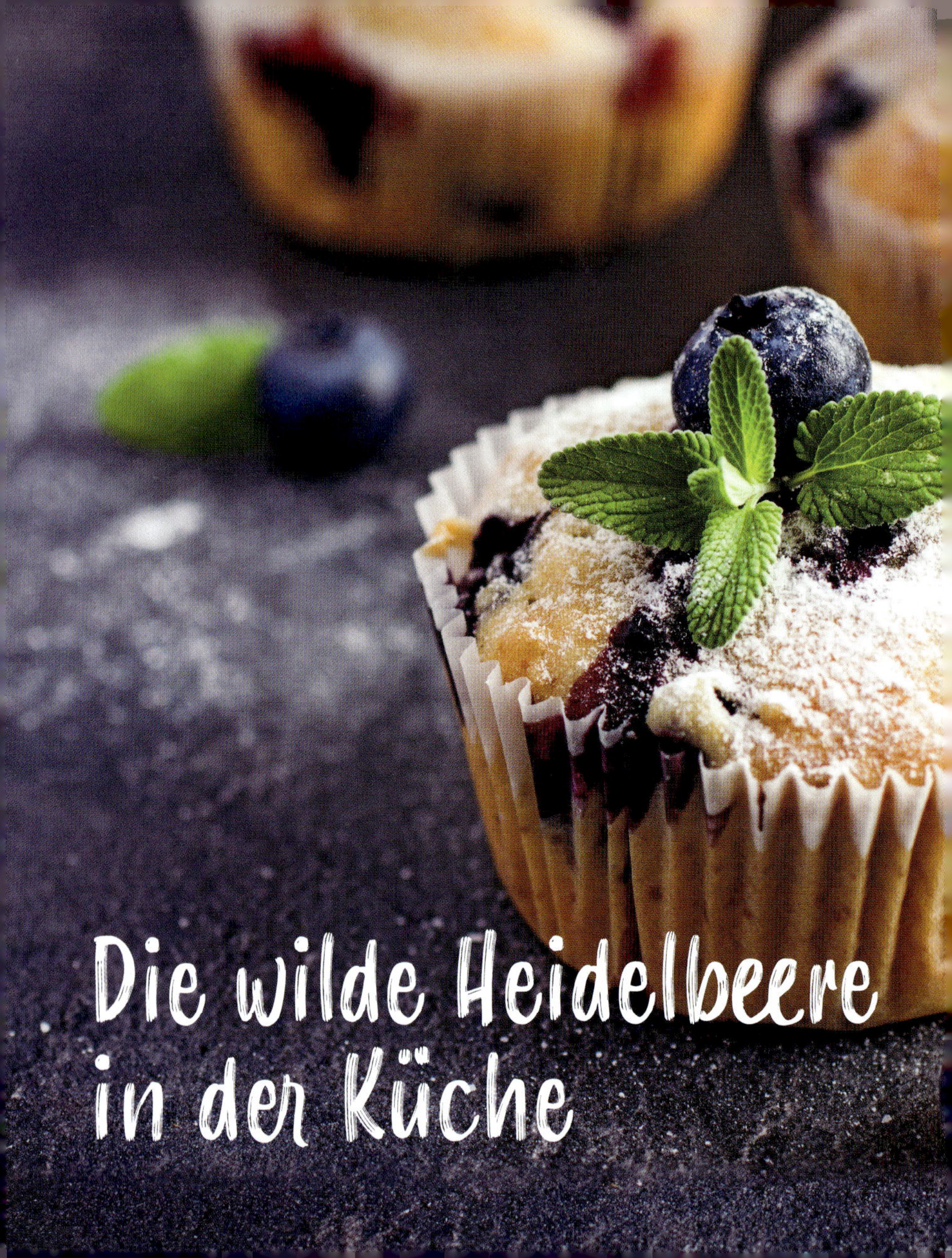

Die wilde Heidelbeere in der Küche

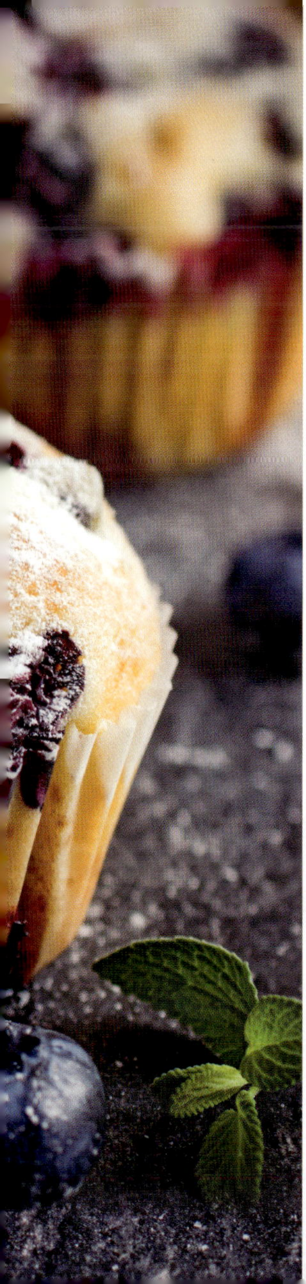

Nicht nur als Heilmittel in Form von Tee, Aufguss etc. macht die wilde Heidelbeere eine sehr gute Figur, auch im kulinarischen Bereich überzeugen die kleinen blauen Beeren. Ich habe für Sie hier einige interessante Rezepte mit Heidelbeeren zusammengestellt – und nicht nur süße Speisen!

Ich wünsche Ihnen viel Freude beim Nachkochen und guten Appetit! Für alle Rezepte gilt, dass sie natürlich am besten mit wilden Heidelbeeren schmecken. Zur Not können Sie jedoch auch auf die Kulturheidelbeere ausweichen.

Frühstück

Heidelbeer-Müsli

Für 2 Portionen brauchen Sie:

125 g frische Heidelbeeren
1 Orange (Bio)
60 g Haferflocken oder Müslimischung
250 g Sahnejoghurt
3 EL Ahornsirup
2 EL Orangensaft

Und so geht's:

- Die Heidelbeeren sorgfältig waschen und gut abtropfen lassen.
- Die Orange waschen, trocknen und ½ Teelöffel Schale abreiben.
- Die Orange auspressen.
- Heidelbeeren gut mit Haferflocken beziehungsweise Müslimischung, Schalenabrieb und Orangensaft vermischen.
- Sahnejoghurt mit dem Ahornsirup verrühren.
- Müsli in eine Schale geben, Sahnejoghurt auf dem Müsli verteilen.

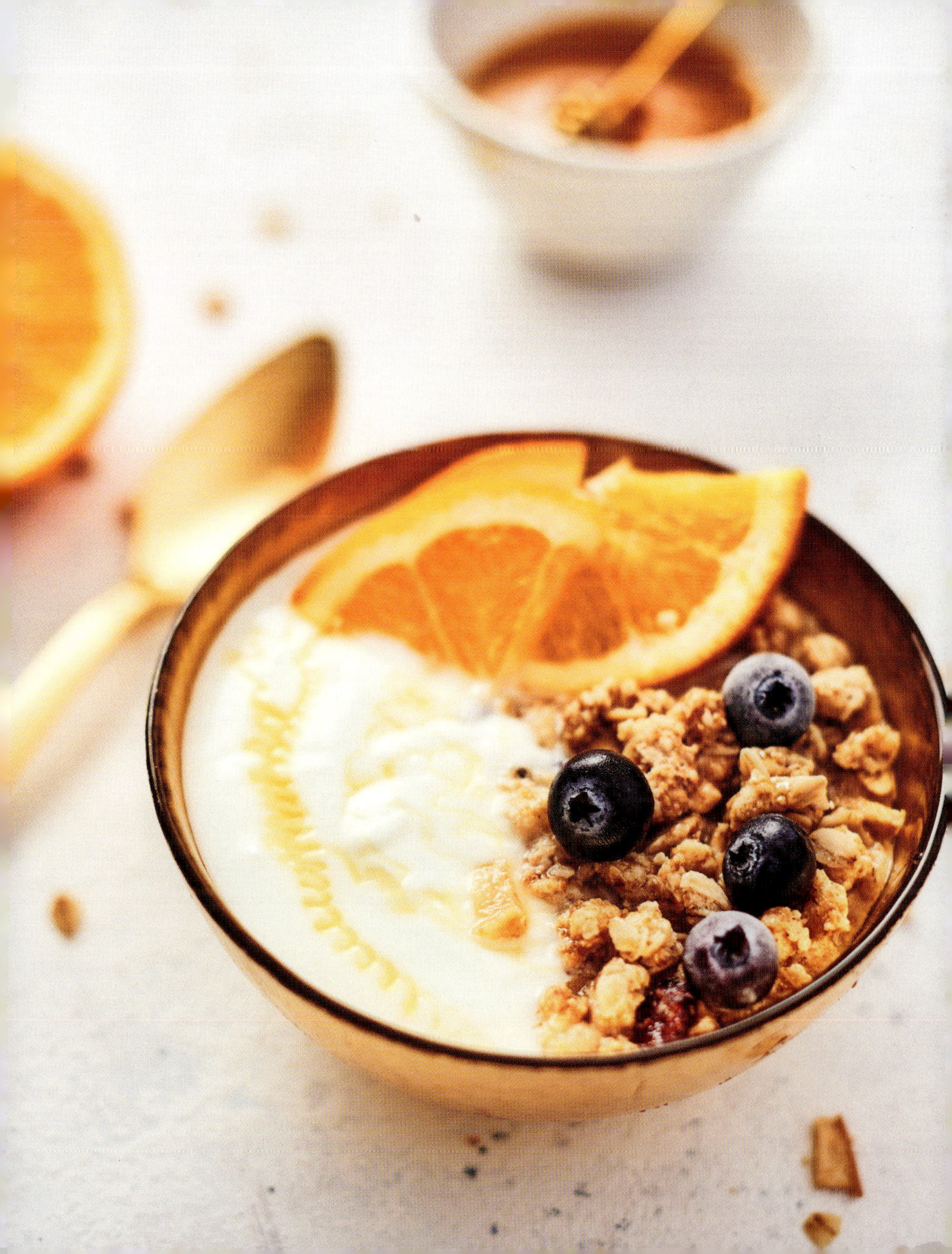

Salate

Heidelbeer-Käse-Salat

Für 4 Portionen brauchen Sie:
400 g Heidelbeeren
6 Thymianstängel
½ Bund Basilikum
1 Kopfsalat
125 g Ziegenkäse als Rolle
125 g Frischkäse

Für das Dressing:
1 EL Agavendicksaft
10 g Buttermilch
150 g Magerjoghurt
schwarzer Pfeffer aus der Mühle
Salz
Zitronensaft

Und so geht's:

- Die Heidelbeeren sorgfältig waschen und trocknen.
- Die Kräuter waschen, trocken schwenken und zerkleinern.
- Den Kopfsalat waschen, trocken schleudern und in kleine Stücke rupfen.
- Beeren, Salat und Basilikum vermischen und auf den Tellern verteilen.
- Frisch- und Ziegenkäse vermengen und kleine Kugeln formen. Diese in Thymian wälzen und auf den Salat geben.

Für das Dressing:

- Agavendicksaft, Buttermilch und Joghurt vermischen.
- Mit Pfeffer, Salz und Zitronensaft abschmecken.
- Das Dressing über den Salat träufeln.

Rucolasalat mit Heidelbeeren

Für 6–8 Portionen brauchen Sie:
8 kleine Handvoll Rucola
145 g frische Heidelbeeren
120 g Pekannüsse, gehackt
115 g Feta, zerkrumelt oder gewürfelt

Für das Dressing:
150 ml Olivenöl
3 EL Balsamico
2 EL Sojasauce
2 EL Sesamöl
Salz, Pfeffer

Und so geht's:

- Rucolablätter waschen, trocken schleudern und auf einer Servierplatte anrichten.
- Heidelbeeren vorsichtig waschen, trocken tupfen und mit Nüssen und Feta auf den Salatblättern verteilen.
- Alle Zutaten für das Dressing gut vermengen und über den Salat gießen.

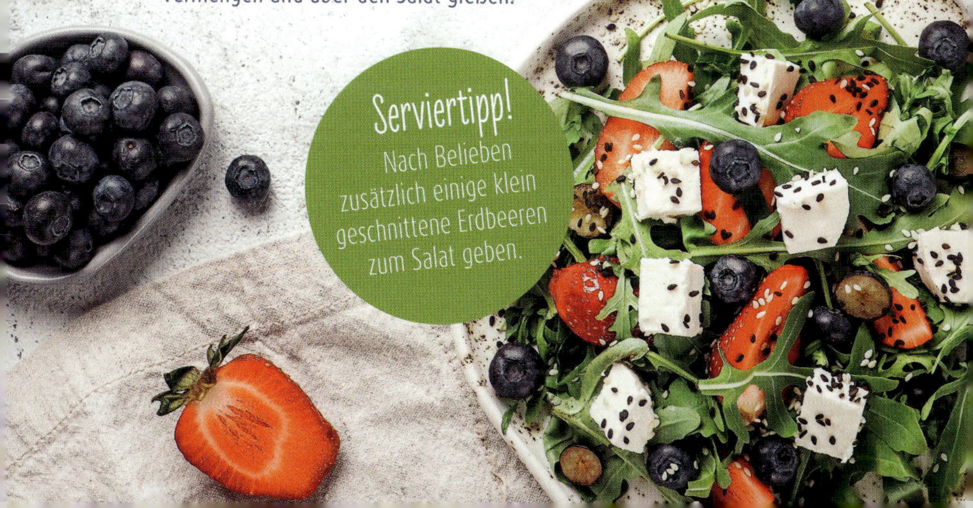

Serviertipp!
Nach Belieben zusätzlich einige klein geschnittene Erdbeeren zum Salat geben.

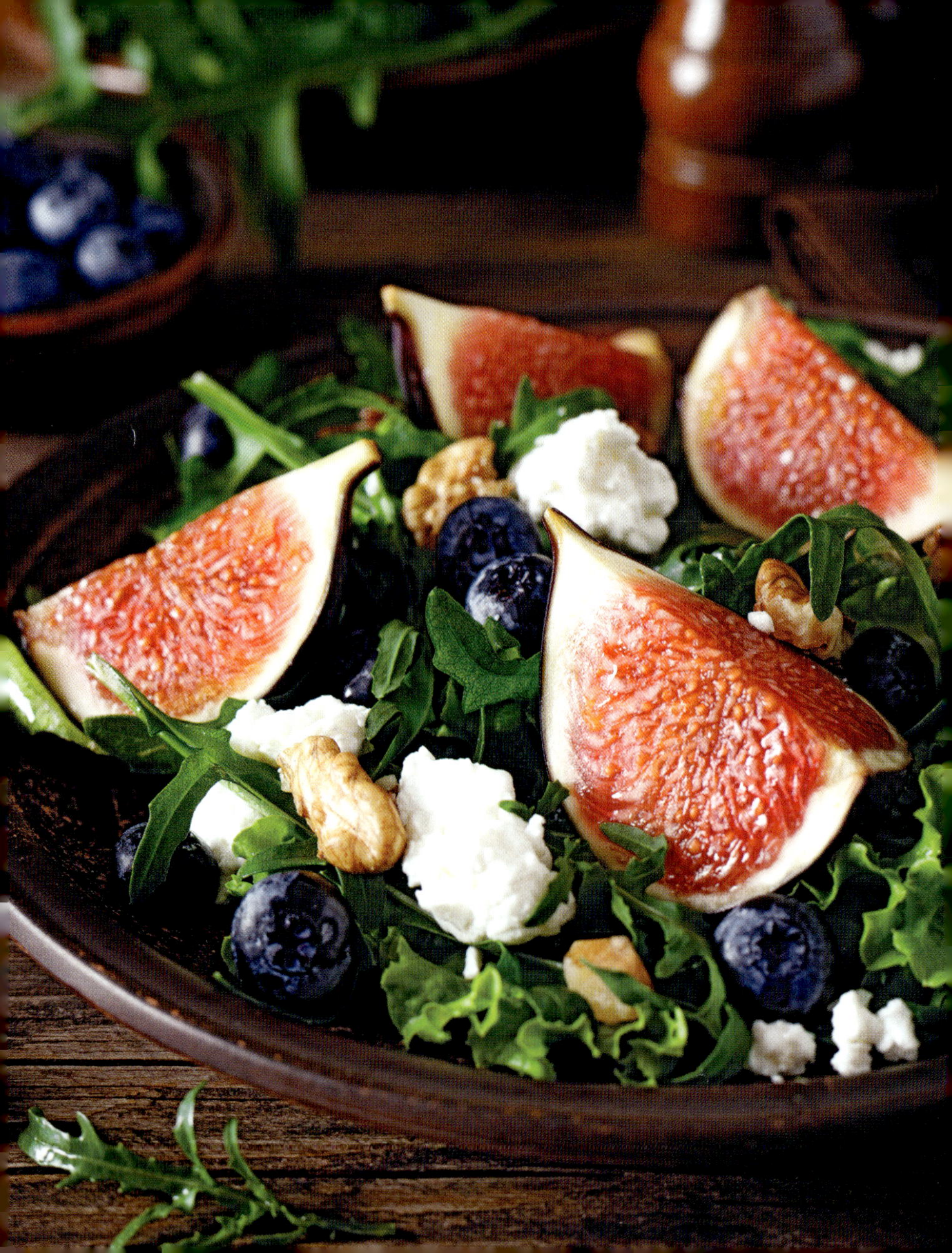

Blattsalat mit Heidelbeeren und Ziegenkäse

Für 4–6 Portionen brauchen Sie:

4 Scheiben dunkles Vollkornbrot
200 g Ziegenweichkäse
250 g Heidelbeeren
250 g Blattsalate, beispielsweise Romana- oder Kopfsalat
frische Feigen nach belieben

Für das Dressing:

3 EL Balsamico
4 EL Olivenöl
Salz, Pfeffer

Und so geht's:

- Das Brot in Würfel schneiden und in einer Pfanne ohne Fett von allen Seiten anrösten.
- Den Käse in mundgerechte Stücke schneiden.
- Salat und Heidelbeeren waschen und trocknen.
- Salatblätter auf Teller verteilen. Die Brotwürfel, den Käse und die Beeren darübergeben.
- Alle Zutaten für das Dressing gut vermengen und über den Salat gießen.
- Feigen in Viertel schneiden und den Salat damit garnieren.

Serviertipp!

Rezepte, die Ziegenkäse mit Feigen vermählen, gibt es wie Sand am Meer. Zu Recht, sie sind in jedweder Umgebung ein harmonisches Paar.

Hauptgerichte

Blauer Heidelbeer-Risotto

Für 2 Portionen brauchen Sie:
1 kleine rote Zwiebel
50 g Butter
200 g Risottoreis
100 ml Rotwein (oder roter Traubensaft)
150 g frische Heidelbeeren
500 ml heiße Gemüsebrühe (instant)
50 g Parmesan, gerieben
Salz, Pfeffer

Und so geht's:

- Die Zwiebel fein hacken.
- Die Hälfte der Butter in einer hohen Pfanne zerlassen, die Zwiebel darin glasig dünsten. Dann den Reis unterrühren, bis alle Reiskörner vom Fett überzogen sind.
- Mit ungefähr der Hälfte des Rotweins beziehungsweise des Traubensafts ablöschen.
- Die Heidelbeeren vorsichtig waschen und abtropfen lassen, dann zwei Drittel der Beeren ebenfalls in die Pfanne geben.

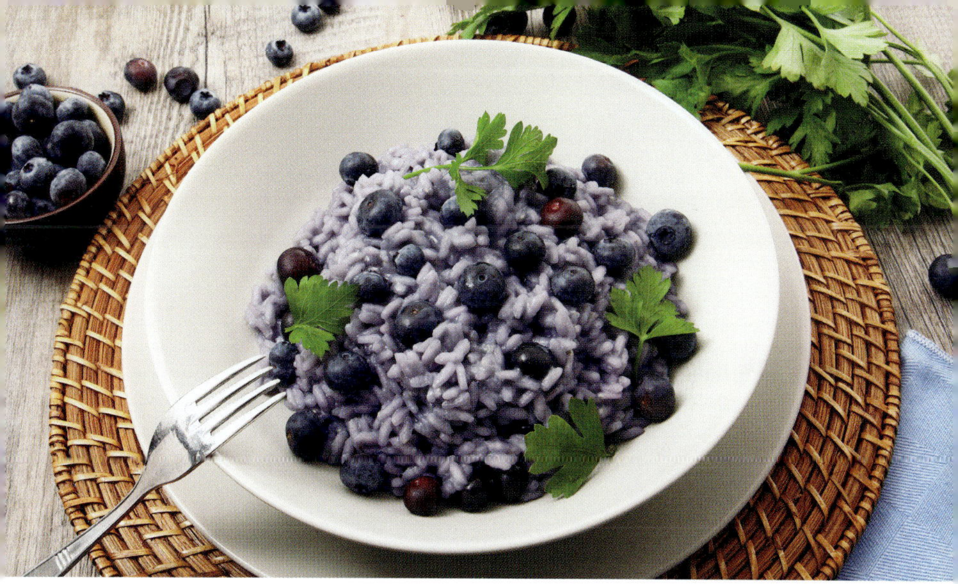

- Den Risotto nun unter ständigem Rühren (sehr wichtig!) bei mittlerer Hitze einkochen lassen. Sobald die Flüssigkeit verdunstet ist, immer wieder etwas heiße Gemüsebrühe zum Reis geben. Durch das Rühren werden die Heidelbeeren zerdrückt und die austretende Farbe färbt den Reis blauviolett.
- Nach ungefähr 25 Minuten den restlichen Wein beziehungsweise Traubensaft in die Pfanne geben. Das übrige Drittel der Heidelbeeren vorsichtig unter den Reis heben, damit sie nicht zerdrückt werden.
- Nun die restliche Butter und den Parmesan nach und nach mit dem Reis verrühren.
- Den Risotto mit Salz und Pfeffer abschmecken und mit Petersilie anrichten.

Wichtig: Den Risottoreis dürfen Sie vor der Zubereitung nicht waschen. Die anhaftende Stärke bindet die Brühe und macht den Risotto schön cremig.

Risotto mit Heidelbeeren und Pfifferlingen

Für 2 Portionen brauchen Sie:

140 g Pfifferlinge
1 Frühlingszwiebel
1 Knoblauchzehe
2 EL Butter
150 g Risottoreis
1 Schuss Weißwein
650 ml Gemüsebrühe (instant)
1 Spritzer Öl
1 Spritzer Zitronensaft
Salz, Pfeffer
Heidelbeeren
Parmesan
Creme fraiche
etwas Zitronenabrieb
Piment d'Espelette

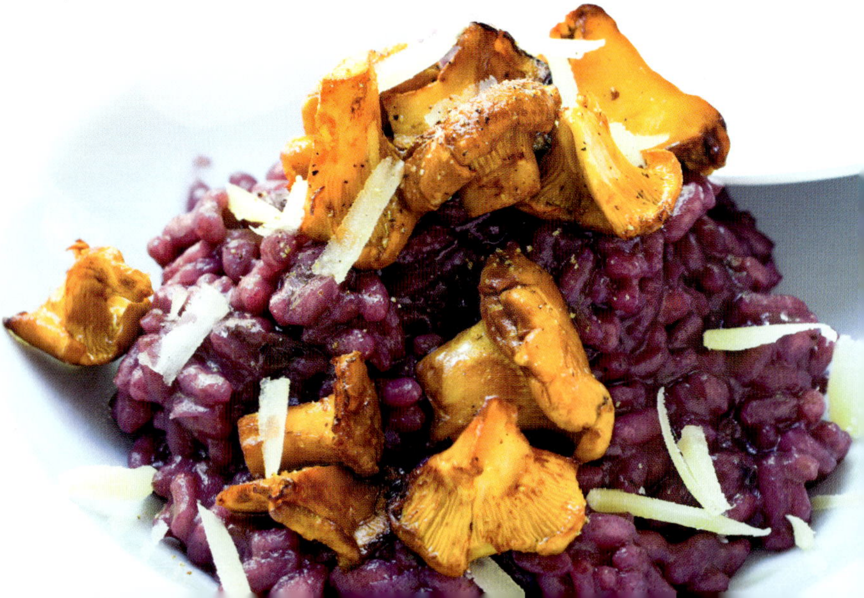

Und so geht's:

- Die Pfifferlinge sorgfältig putzen und je nach Größe halbieren.
- Frühlingszwiebel und Knoblauch schälen und fein hacken.
- In einem Topf die Hälfte der Butter aufschäumen lassen, die Frühlingszwiebel und den Knoblauch darin glasig dünsten. Den Reis unter Rühren hinzufügen und anschwitzen. Einen Schuss Weißwein dazugeben und diesen nahezu einkochen lassen.
- Die Gemüsebrühe aufkochen lassen, dann nach und nach zum Reis geben und dabei stetig umrühren, damit der Risotto nicht anbrennt.
- Währenddessen in einer großen Pfanne restliche Butter mit einem Spritzer Öl erhitzen und die Pfifferlinge hineingeben. Bei guter Hitze braten, mit etwas Zitronensaft beträufeln, salzen und pfeffern.
- Kurz vor Ende der Garzeit die Heidelbeeren, den Käse und die Crème unter den Risotto rühren. Zuletzt die Pfifferlinge und den Zitronenabrieb unterheben.
- Den Risotto nochmals abschmecken und servieren. Nach Belieben zusätzlich mit Piment d'Espelette würzen.

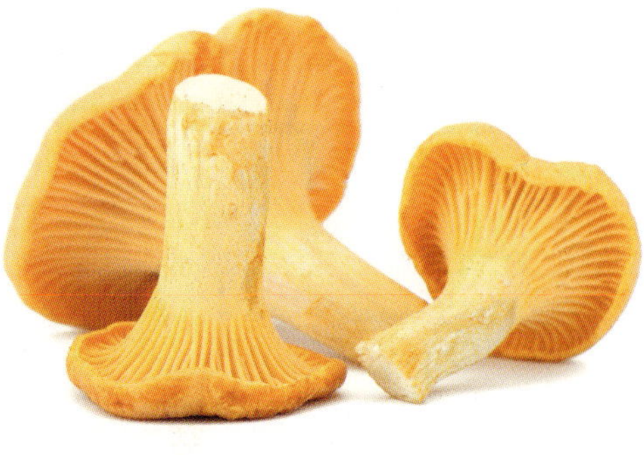

Piment d'Espelette – Chili aus Frankreich

Denken wir an das kulinarische Frankreich, so denken wir an Champagner, Kräuter der Provence oder Fleur de Sel. Weniger bekannt ist, dass in einer Region des französischen Baskenlands traditionell Chili angebaut wird, und zwar rund um das Pyrenäenstädtchen Espelette. Hier wurde eine eigene Chilisorte entwickelt: der Piment d'Espelette. Dieser edle und kostbare Chili hat mit seiner aromatischen und leicht rauchigen Note schon Köche und Feinschmecker auf der ganzen Welt begeistert. Der Name Piment d'Espelette ist regional geschützt. Ihn darf das exklusive Gewürz nur dann tragen, wenn es in Frankreich und in ein gläsernes Behältnis abgefüllt wurde. Es erhält dann auch die Schutzsiegelbezeichnung AOP (franz. *Appellation d'origine protégée*). Wird es in Deutschland abgefüllt oder auf andere Weise verpackt, so findet man es unter dem Namen Baskischer Chili oder Espelette-Pfeffer. Die Qualität ist jedoch dieselbe.

Wie auch bei anderen Chilisorten bringt der für die Schärfe verantwortliche Wirkstoff Capsaicin viele gesundheitsfördernde Wirkungen mit sich. Er regt nicht nur die Verdauung an, sondern ist auch gut für das Herz-Kreislauf-System. Zudem soll er gegen Muskelverspannung, Zahnschmerzen und Arthritis helfen. Da Piment d'Espelette darüber hinaus reich an Vitaminen ist, kann es auch zur Stärkung des Immunsystems beitragen.

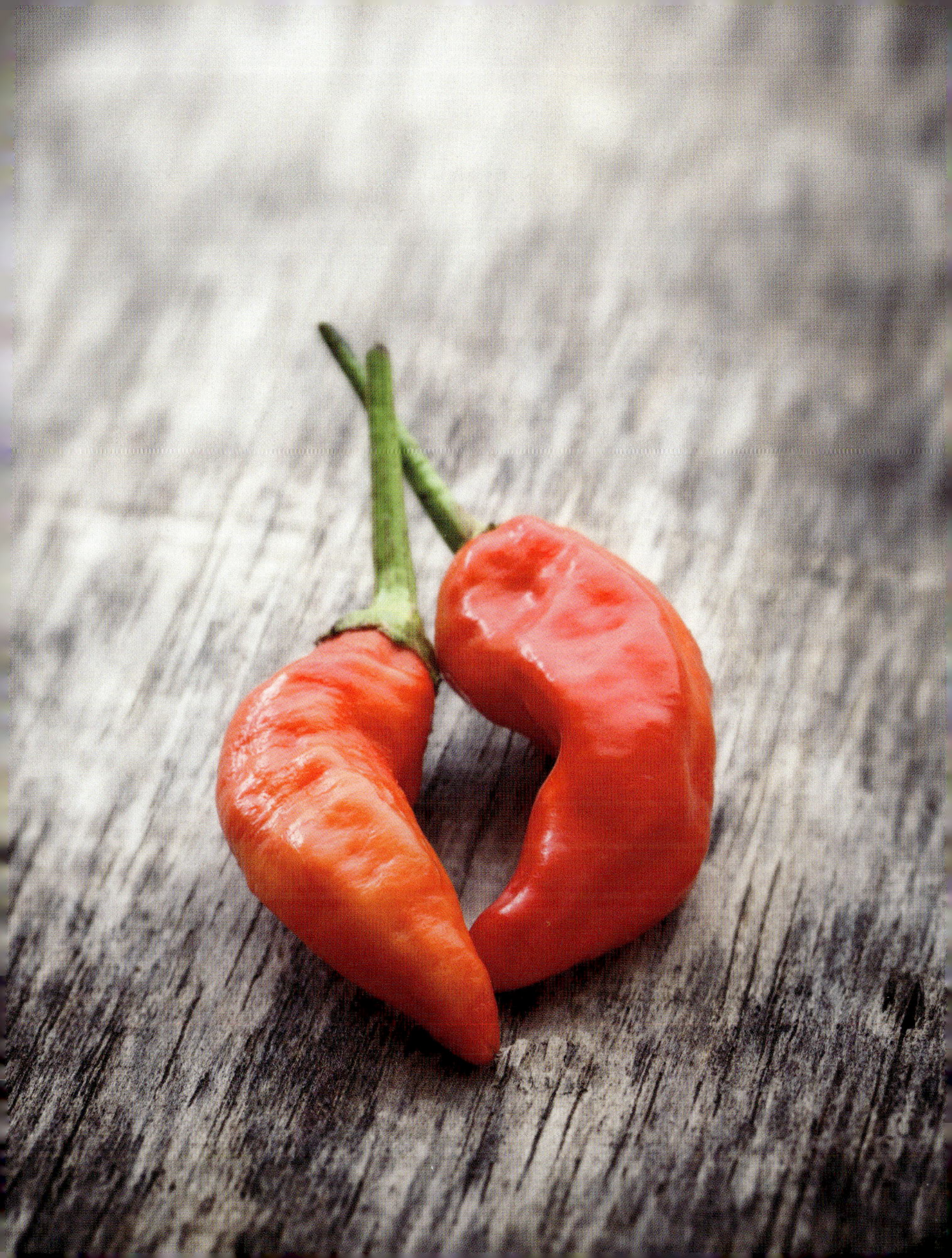

Geschnetzeltes vom Hähnchenbrustfilet mit Heidelbeeren

Für 2 Portionen brauchen Sie:
125 g Heidelbeeren
1 rote Zwiebel
1 rote Paprikaschote
200 g Hähnchenbrustfilet
2 EL Sonnenblumenöl
50 g Schlagsahne
300 ml Wasser
1 Pck. Fertigwürzmischung für Pfeffer-Rahm-Geschnetzeltes

Und so geht's:

- Die Heidelbeeren sorgfältig waschen und abtropfen lassen.
- Die Zwiebel schälen, halbieren und in Streifen schneiden.
- Die Paprikaschote halbieren, Stil, Kerne und weiße Innenhäute entfernen, waschen und trocken tupfen.
- Das Fleisch in Streifen schneiden.
- Das Öl in einer Pfanne erhitzen, das Fleisch darin braten und dann wieder aus der Pfanne nehmen.
- Paprika und Zwiebel in die Pfanne geben und anbraten.
- Sahne und Wasser dazugeben, Würzmischung einrühren und aufkochen lassen. Dann bei niedriger Stufe unter Rühren 5 Minuten kochen lassen.

- Heidelbeeren und Hähnchenstreifen in die Pfanne geben und alles noch einmal kurz aufkochen lassen.
- Dazu passen Reis, Nudeln oder Kroketten.

Mein Tipp: Hähnchenfleisch vor der Zubereitung nicht waschen

Das Landesamt für Gesundheit und Lebensmittelsicherheit (LGL) weist auf darauf hin, dass der beim Waschen umherspritzende Fleischsaft die Bakterien, die dem Geflügel eventuell anhaften, eher in der ganzen Küche verteilt. Wenn man das Fleisch aus dem Kühlschrank nimmt und sofort in die Pfanne gibt, ist man hygienisch auf der sichereren Seite.

Ob das Waschen von rohem Geflügel überhaupt eine Wirkung hat, ist mehr als fraglich. Denn manche Bakterien haften so fest am Fleisch, dass selbst mehrmaliges Abspülen nichts bringen würde. Kochen und Braten reichen aber im Allgemein aus, um jeder noch so hartnäckigen Bakterie den Garaus zu machen. Um auf Nummer sicher zu gehen, sollte das Fleisch dafür über einen Zeitraum von 10 Minuten eine Kerntemperatur von mindestens 70 Grad erreichen.

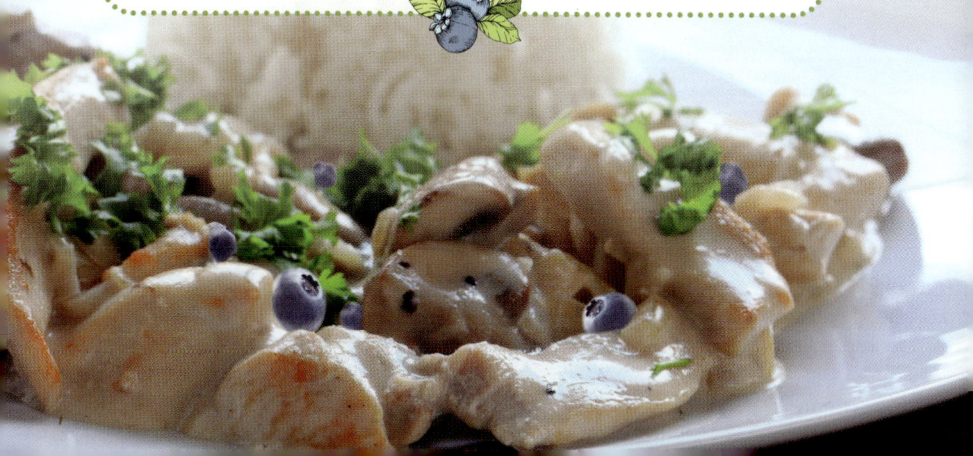

Kuchen/Süßspeisen

Heidelbeer-Blechkuchen

Für 12 Portionen brauchen Sie:

750 g Heidelbeeren
375 g Mehl
1 Pck. Trockenhefe
250 g Zucker
1 Pck. Vanillezucker
Salz
200 ml Milch
75 g Butter oder Margarine
4 Eier
Mark von 1 Vanilleschote
500 g Magerquark
20 g Speisestärke

Und so geht's:

- Die Heidelbeeren vorsichtig waschen und abtropfen lassen.
- Mehl und Hefe mischen. 50 Gramm Zucker, Vanillezucker, 1 Prise Salz, Milch und die weiche Butter oder Margarine zugeben. Mit den Knethaken des Handrührgerätes oder der Küchenmaschine zu einem glatten Teig verkneten.
- Den Teig auf Backpapier auf ungefähr 40 x 30 Zentimeter ausrollen und mit dem Backpapier auf ein tiefes Blech legen.
- Eier, den restlichen Zucker und Vanillemark mit dem Handrührgerät oder der Küchenmaschine 5 Minuten cremig rühren.
- Quark und Stärke unterrühren.

- Die Masse auf den Teig geben, mit den Heidelbeeren bestreuen. 5 Minuten ruhen lassen.
- In der Zwischenzeit den Ofen auf 200 Grad (Umluft 180 Grad) vorheizen.
- Den Kuchen auf der zweiten Schiene von unten 30–35 Minuten backen. Danach abkühlen lassen.

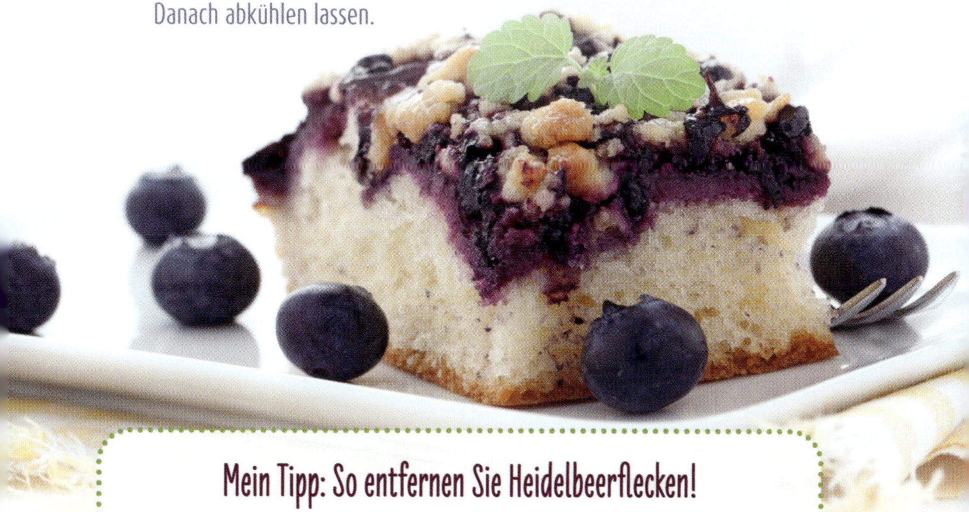

Mein Tipp: So entfernen Sie Heidelbeerflecken!

Kochfeste Kleidungsstücke weichen Sie 1 Stunde in Buttermilch ein. Anschließend spülen Sie die Buttermilch zuerst mit kaltem, dann mit heißem Wasser aus.

Sie können auch Zitronensaft auf den Fleck geben und das Kleidungsstück dann gründlich auswaschen. Zitronensaft eignet sich auch, um blau verfärbte Zähne wieder weiß zu machen.

Kleidungsstücke aus Wolle weichen Sie am besten in Milch ein. Spülen Sie die Milch dann zuerst warm und dann kalt aus.

Heidelbeer-Buttermilch-Pfannkuchen

Für 4 Portionen brauchen Sie:

25 g Butter, Margarine oder Öl sowie Fett zum Backen
2 Eier
200 g Buttermilch
3 geh. EL Zucker
150 g Mehl
etwas Salz
1 TL Backpulver
250 g Heidelbeeren (Tiefkühlware oder frisch)
etwas Zucker zum Bestreuen

Und so geht's:

- Butter oder Margarine zerlassen.
- Die Eier mit Buttermilch und Zucker verrühren, die flüssige Butter zugeben.
- Mehl, eine Prise Salz und Backpulver vermengen und unter die Eier-Buttermilch-Mischung rühren. Den Teig zugedeckt etwa eine Viertelstunde quellen lassen.
- Inzwischen die frischen Beeren sorgfältig waschen, verlesen und mit Küchenkrepp gut trocknen (TK-Beeren gut abtropfen lassen). Heidelbeeren unter den Teig mischen.
- Fett in einer Pfanne erhitzen, jeweils 2 Esslöffel Teig in die Pfanne geben, leicht schwenken und verteilen. Die Pfannkuchen auf jeder Seite 3–4 Minuten backen.
- Fertige Pfannkuchen im heißen Ofen bei 60 Grad warmhalten.
- Mit Zucker bestreut servieren.

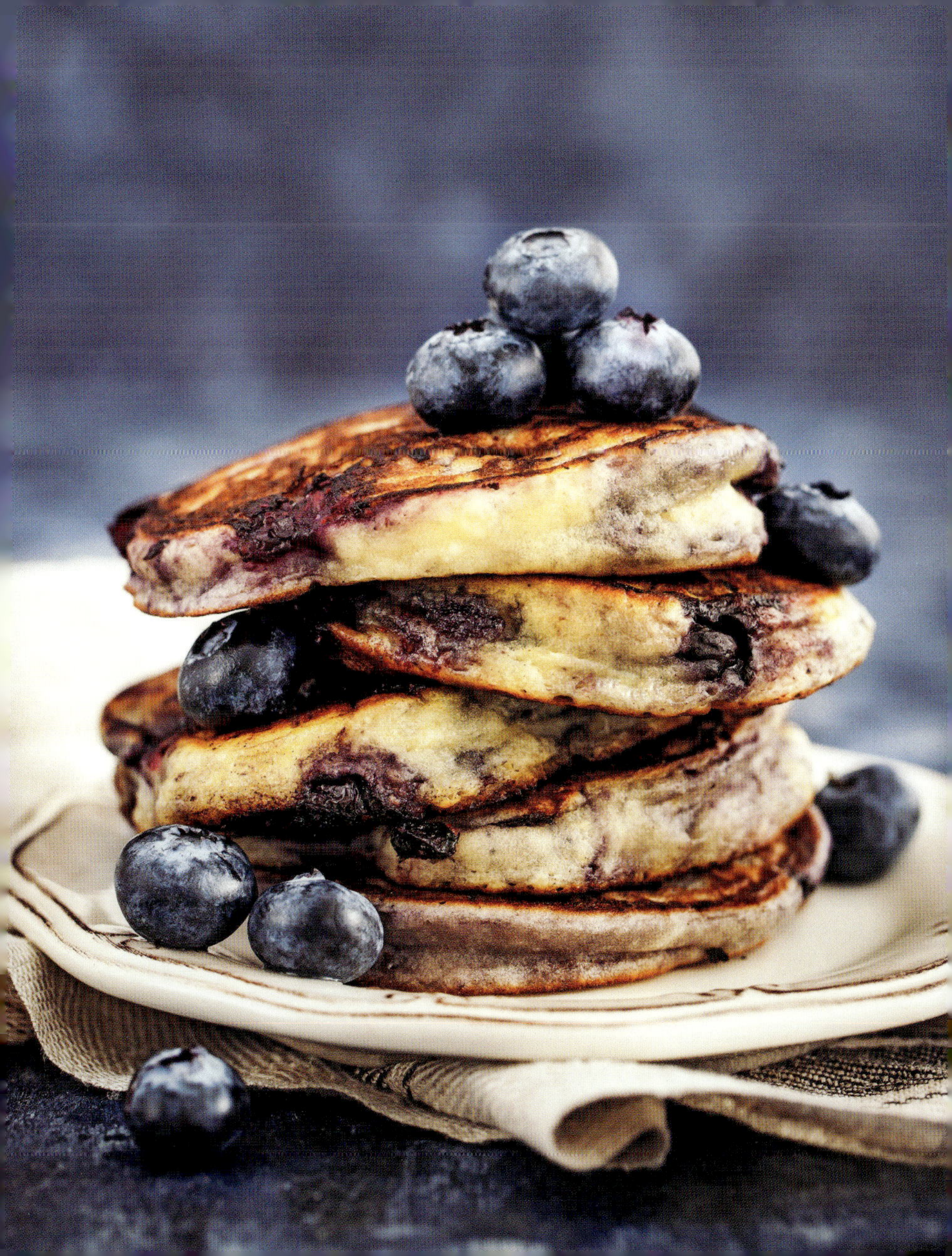

Heidelbeer-Käsekuchen aus dem Kühlschrank

Für eine Springform (Ø 16 cm) brauchen Sie:

Für den Boden:
85 g Butterkekse
50 g Butter

Für die Heidelbeerschicht:
200 g gefrorene Heidelbeeren
40 g Zucker
2 Blatt Gelatine

Für die Frischkäsemasse:
250 g Frischkäse
40 g Zucker
1 EL Zitronensaft
100 g Joghurt
5 Blatt Gelatine
200 g Sahne

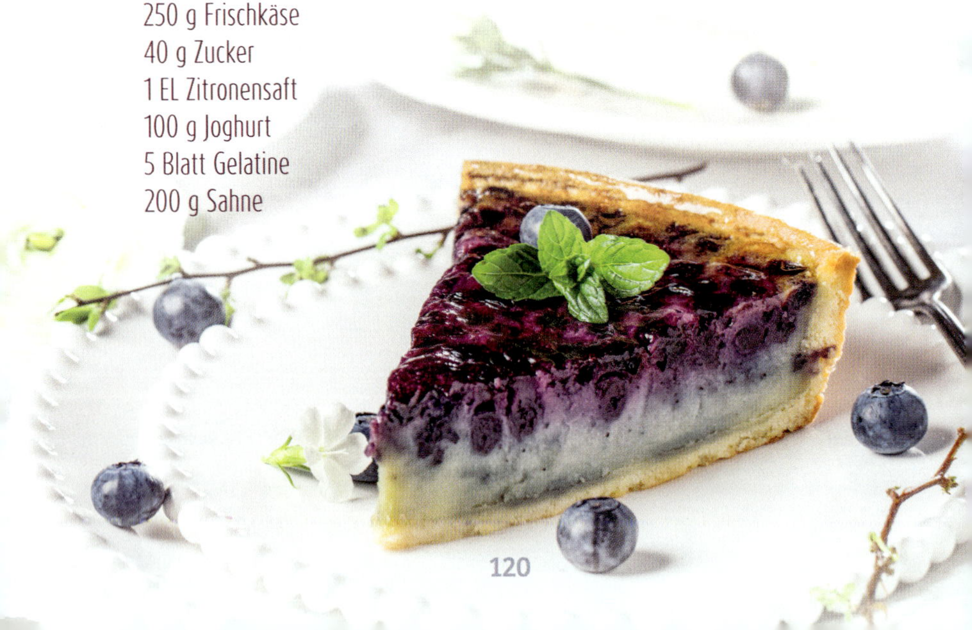

Und so geht's:

- Die Kekse mit dem Nudelholz oder einer Flasche zerkrümeln.
- Die Butter in einem Topf zerlassen und mit der Keksmasse vermischen.
- Die Mischung auf den gefetteten Boden der Springform (Ø 16 cm) fest andrücken. Die Form für 1 Stunde kalt stellen, damit der Boden fest wird.
- Frischkäse, Zucker, Zitronensaft und Joghurt mit dem Rührgerät gut miteinander verrühren.
- Die Gelatine in kaltem Wasser einweichen, die Sahne erhitzen. Die Gelatine ausdrücken, in die heiße Sahne einrühren und dann mit der Frischkäsemasse gründlich verrühren.
- Die Frischkäsemasse nun zu gleichen Teilen auf drei Schüssel in verteilen.
- Die Heidelbeeren waschen, vorsichtig trocken tupfen und mit dem Zucker kurz in einem Topf erwärmen.
- 2 Blatt Gelatine in kaltem Wasser einweichen, ausdrücken und unter die Heidelbeeren rühren.
- Die Heidelbeeren abfiltern, den Saft auffangen.
- Die Heidelbeeren in die erste Schüssel, 2 Esslöffel des Safts in die zweite Schüssel einrühren.
- Nun die Frischkäsemasse mit den Heidelbeeren auf den Keksboden füllen und anschließend kalt stellen, bis die Masse fest geworden ist.
- Jetzt die Frischkäsemasse mit dem Saft auf die feste erste Schicht geben und erneut kalt stellen, bis auch diese Schicht fest geworden ist.
- Zum Schluss die »reine« Frischkäsemasse als dritte Schicht in die Kuchenform füllen und wieder in den Kühlschrank stellen.
- Wenn die Masse fest geworden ist, können Sie mit dem restlichen Saft den Kuchen verzieren.
- Den fertigen Kuchen jetzt mindestens 4 Stunden, am besten über Nacht, in den Kühlschrank stellen.

Heidelbeer-Muffins

Für 12 Stück brauchen Sie:

150 g Butter
120 brauner Zucker
1 Prise Salz
2 Eier
100 g Buttermilch
1 TL Vanillearoma
350 g Mehl
2 TL Backpulver
250 g frische Heidelbeeren

Und so geht's:

- Die Butter in einem Topf zerlassen.
- Zucker und Salz zugeben und mit dem Mixer rühren, bis eine schaumige Masse entsteht.
- Eier, Buttermilch und Vanillearoma unterrühren.
- Mehl und Backpulver gründlich mischen, dann nach und nach unter fortwährendem Rühren zum Teig geben.
- Zum Schluss die Heidelbeeren vorsichtig unterheben.
- Den Teig in eingefettete Muffinförmchen oder auf ein eingefettetes Muffinblech gleichmäßig verteilen.
- Bei 180 Grad etwa 20 Minuten backen.

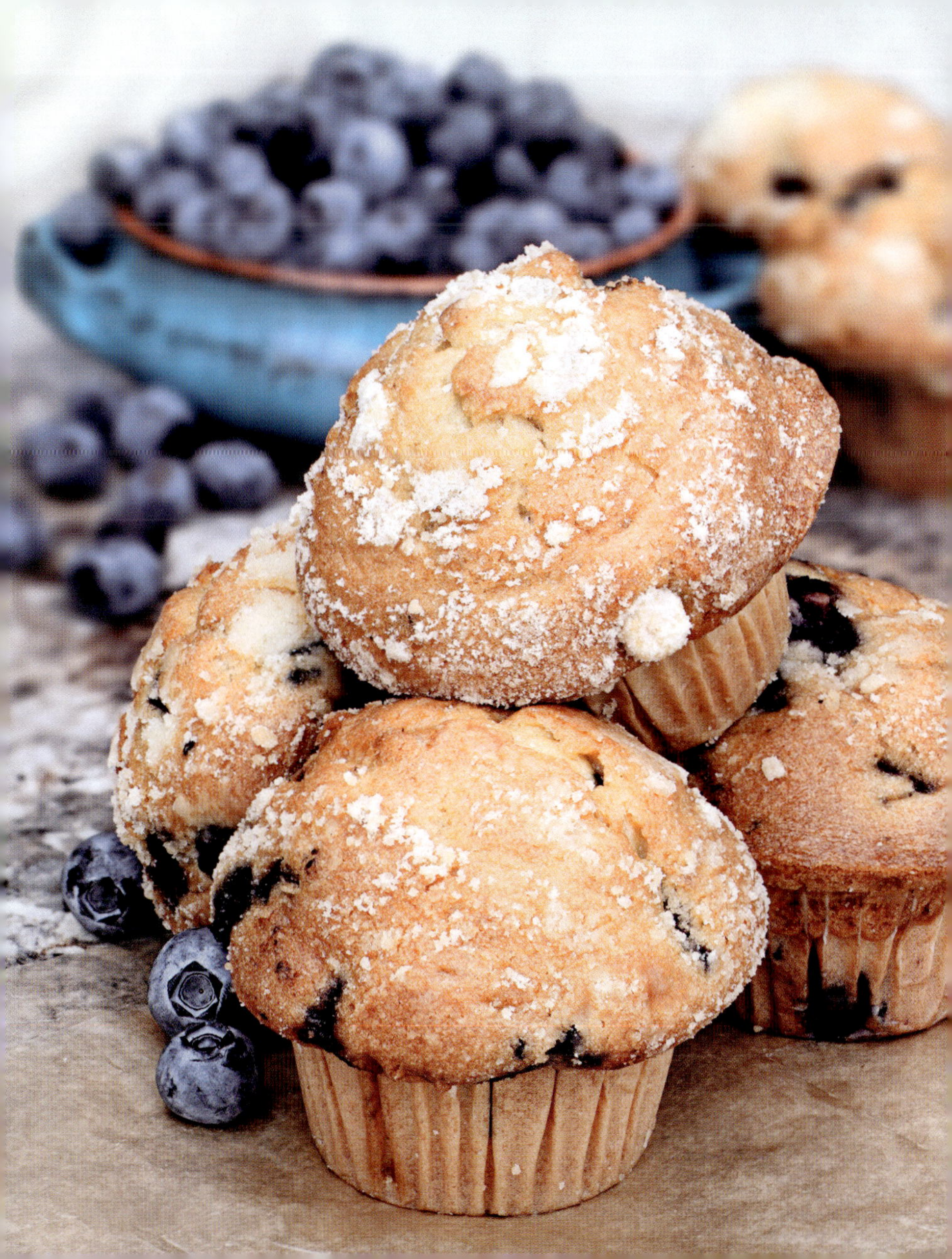

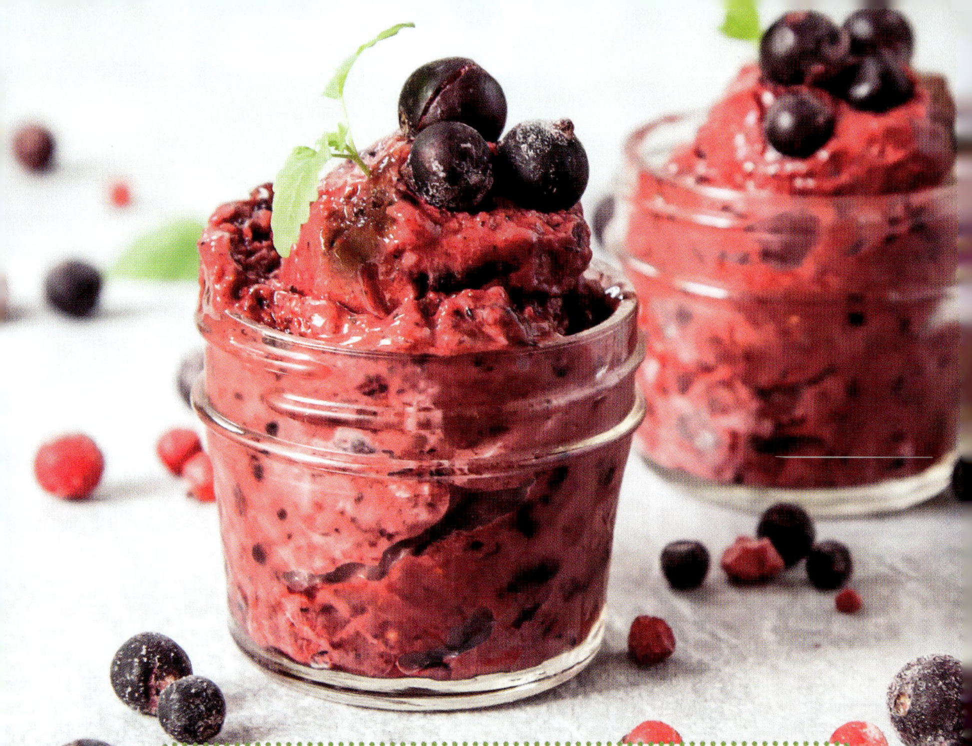

Agavendicksaft – eine etwas gesündere Alternative zu Zucker

Der sirupartige Agavendicksaft wird aus der »Blauen Tequila-Agave« gewonnen und besteht hauptsächlich aus Fruchtzucker. Er verstärkt das Aroma und eignet sich zum Süßen kalter und warmer Speisen. Da er süßer als unser klassischer Haushaltszucker ist, benötigen Sie also weniger Agavendicksaft, um die gewünschte Süße zu erzielen. Auf diese Weise sparen Sie ganz natürlich Kalorien. Agavendicksaft ist lange haltbar. Sie bekommen ihn im Supermarkt, Reformhaus oder Bio-Laden.

Heidelbeer-Sorbet

Sie brauchen für 4 Portionen:
300 g frische Heidelbeeren
50 g gemahlene Mandeln
Saft von ½ Zitrone
4 Esslöffel Agavendicksaft

Und so geht's:

- Die Heidelbeeren vorsichtig waschen und gut abtropfen lassen. Einige Heidelbeeren zum Garnieren beiseitelegen. Die restlichen Heidelbeeren zusammen mit den Mandeln pürieren. Zitronensaft und den Agavendicksaft zugeben und erneut pürieren. Eventuell etwas Wasser zugeben.
- Die Masse in eine flache Form füllen und mindestens 3–4 Stunden ins Tiefkühlfach stellen. Dabei das Püree mindestens einmal pro Stunde durchrühren.
- Mit einem Eisausstecher das Sorbet in Kugeln formen, mit den beiseitegelegten Heidelbeeren garnieren und anrichten.

Heidelbeer-Nicecream

Diese Eisvariation ist frei von Zucker und vegan.

Für 4 Portionen brauchen Sie:
3 reife Bananen
125 g frische Waldheidelbeeren
2 EL Mandelmus (aus dem Bio-Laden oder selbst gemacht)

Und so geht's:

- Die Bananen in Scheiben schneiden und einfrieren.
- Die Heidelbeeren sorgfältig waschen und abtropfen lassen.
- Heidelbeeren mit den gefrorenen Bananen und dem Mandelmus im Mixer zu Mus verarbeiten. Eventuell etwas Wasser zugeben.
- Die Nicecream rasch mit dem Eisportionierer auf Schälchen verteilen oder in Eiswaffeln geben und servieren.
- Eventuell mit ein paar frischen Waldheidelbeeren und Minzblättchen garnieren.

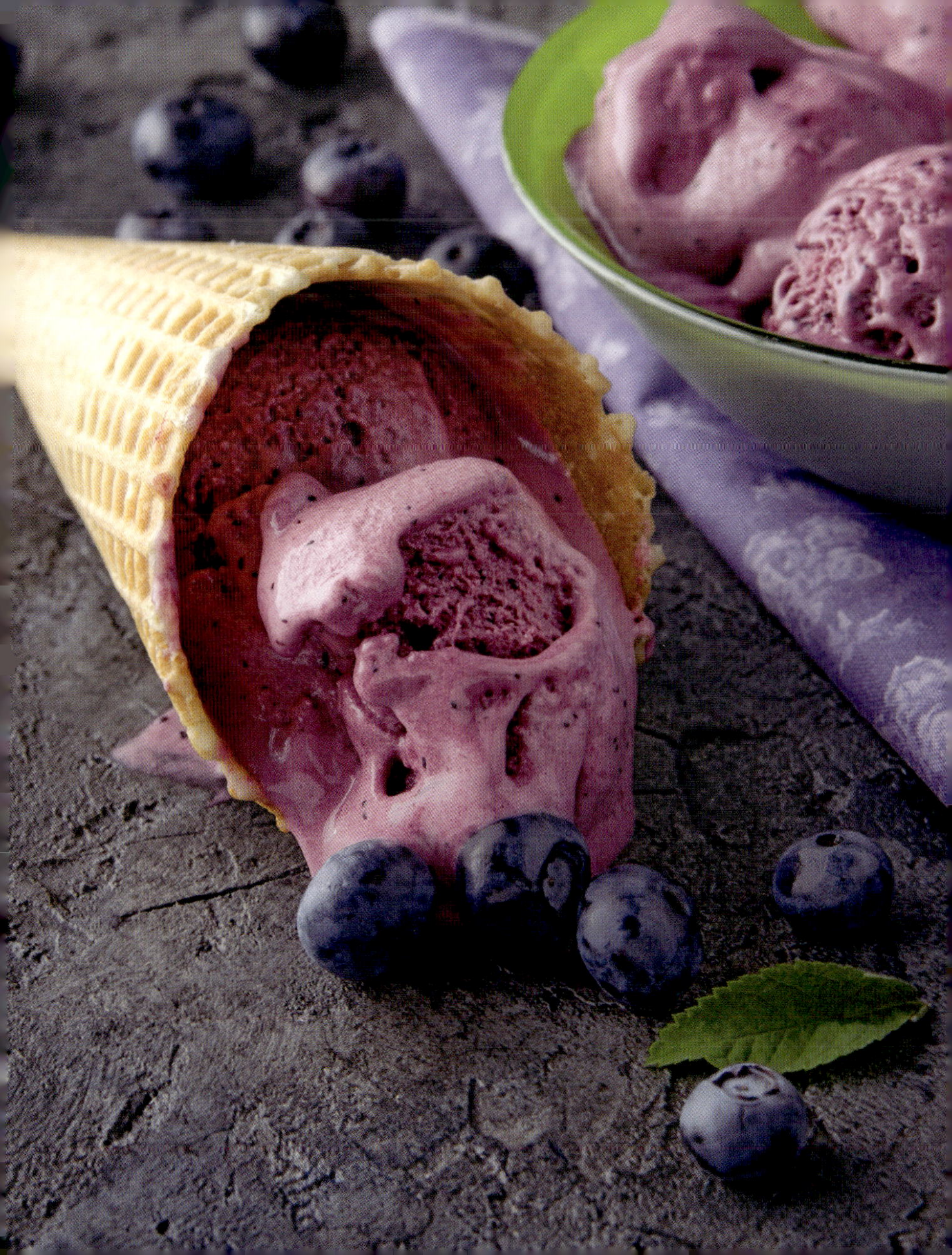

So machen Sie Mandelmus

Mandeln sind reich an wertvollen Mineralstoffen wie Magnesium und Calcium, Folsäure und Vitaminen. Vegetarier und Veganer nutzen Mandelmus und Mandelmilch als pflanzliche Eiweißquelle. Es gibt zwei Arten von Mandelmus:

Helles Mandelmus wird aus blanchierten und gehäuteten Mandeln hergestellt. Es schmeckt milder und süßlicher als die dunkle Variante und wird hauptsächlich zum Backen und Kochen verwendet.

Dunkles Mandelmus entsteht aus gerösteten, ungeschälten Mandeln. Es schmeckt intensiver und eignet sich sehr gut als Brotaufstrich.

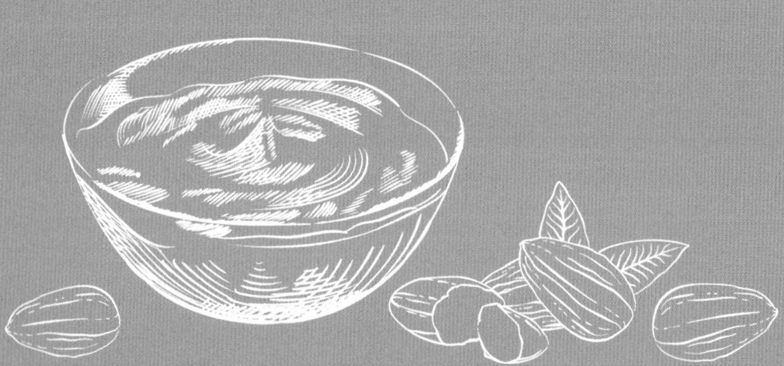

Sie brauchen:

200 g Bio-Mandelkerne (aus dem Bio-Laden)
2–3 EL neutrales Öl (am besten Bio-Sonnenblumenöl)
1 Prise Salz
optional etwas Honig
Zimt, Kardamom oder Vanille (aus dem Bio-Laden)

Und so geht's:

- Für ein helles Mus müssen Sie die Mandeln schälen. Dazu die Kerne kurz in einen Topf mit kochendem Wasser geben, durch ein Sieb abgießen und mit kaltem Wasser abschrecken. Danach können Sie die Mandeln einfach aus der Schale drücken. Für das dunkle Mus die Kerne einfach auf ein Backblech legen und 10 Minuten lang bei 180 Grad im Ofen rösten.
- Die Mandeln mit einem Hochleistungsmixer sehr fein mahlen, bis sie eine cremige Konsistenz haben. Das kann manchmal ziemlich lange dauern. Achten Sie darauf, dass sich der Motor des Küchengeräts nicht überhitzt (immer wieder kurze Pausen machen).
- Nun so viel Öl zu den Mandeln geben, bis die Mischung zu einem cremigen Mus wird.
- Die Gewürze zum Mus geben.
- Das Mandelmus in ein sauberes Glas füllen und in den Kühlschrank stellen. Dort hält es sich einige Tage. Sie können das Mus auch einfrieren.

Heidelbeer-Trifle mit Joghurt

Für 4 Portionen brauchen Sie:

½ Bio-Zitrone
250 g Waldheidelbeeren
3 EL Ahornsirup
125 g Magerquark
250 g griechischer Sahnejoghurt
50 g Mandelsplitter
einige Minzblättchen

Und so geht's:

- Die Zitrone heiß waschen, abtrocknen. Die Schale fein abreiben, den Saft auspressen.
- Die Heidelbeeren sorgfältig waschen und abtropfen lassen.
- In einem Topf 50 Milliliter Wasser, Zitronensaft und 2 Esslöffel Ahornsirup aufkochen lassen, die Heidelbeeren einrühren. Bei mittlerer Hitze 3–4 Minuten leicht kochen. Vom Herd nehmen und abkühlen lassen.
- Magerquark, Sahnejoghurt, 1 Esslöffel Ahornsirup und Zitronenabrieb mit dem Rührgerät glatt verrühren. Eventuell 1 Esslöffel Wasser dazugeben, damit die Konsistenz cremiger wird.
- Beeren und Quark-Joghurt-Creme abwechselnd in 4 Gläser füllen und mindestens 30 Minuten kalt stellen.
- Vor dem Servieren das Heidelbeer-Joghurt-Trifle mit Mandelsplittern bestreuen und mit Minzblättchen verzieren.

Heidelbeer-Joghurt

Für 2 Portionen brauchen Sie:

100 g Heidelbeeren
500 g Naturjoghurt
1 Pck. Vanillezucker
brauner Zucker zum Bestreuen

Und so geht's:

- Die Heidelbeeren sorgfältig waschen und gut abtropfen lassen.
- Den Naturjoghurt mit Vanillezucker verrühren, dann mit den Heidelbeeren vermengen.
- Die Beeren-Joghurt-Mischung in Schälchen geben und mit wenig braunem Zucker bestreuen.

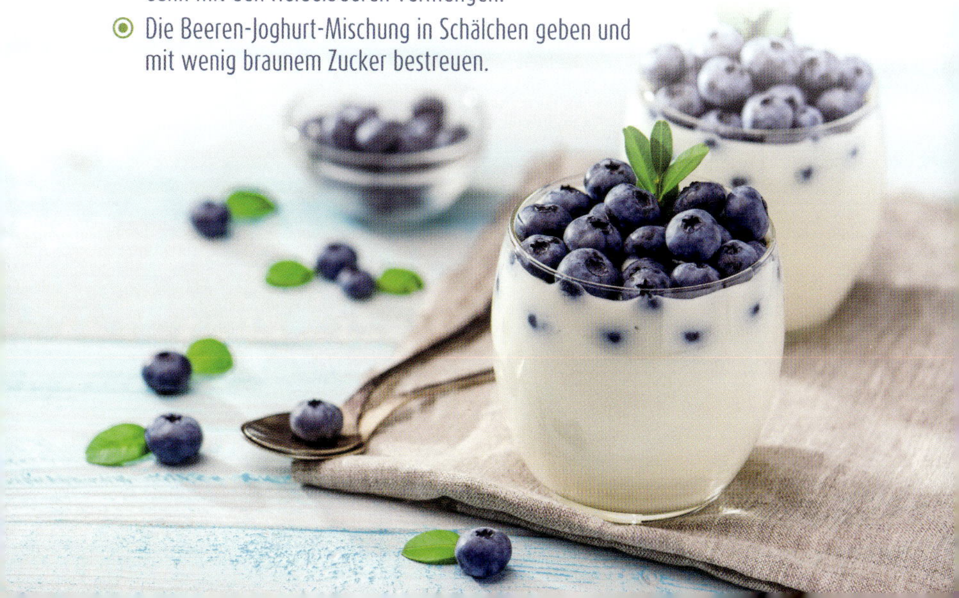

Mein Tipp

Sie können die Grütze auch über einige Wochen aufbewahren. Füllen Sie die heiße Mischung in sterilisierte Schraubgläser. Dann die Gläser luftdicht verschließen und in den Kühlschrank stellen.

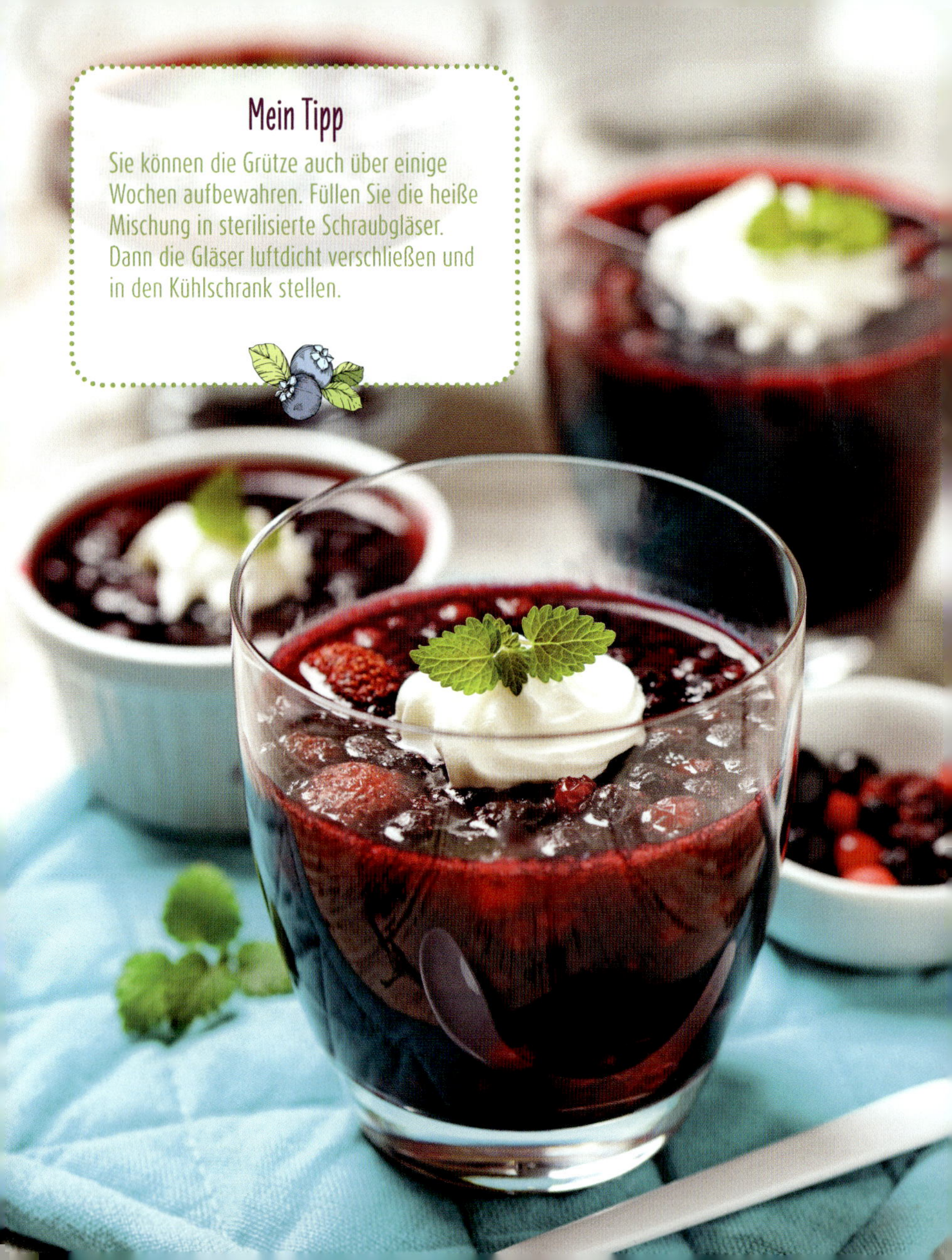

Rote Grütze mit Heidelbeeren

Für 4–6 Portionen brauchen Sie:

500 g gemischte Beeren und Früchte, beispielsweise Himbeeren, Johannisbeeren, Erdbeeren, Kirschen
250 g Heidelbeeren
1 Vanilleschote
3 EL Speisestärke
500 g Kirsch- oder Johannisbeersaft

Und so geht's:

- Das Obst waschen. Kleine Beeren und Kirschen im Ganzen verwenden, große Früchte in Stücke schneiden.
- Das Mark der Vanilleschote auskratzen.
- Die Speisestärke mit 3–4 Esslöffeln Saft verrühren. Den restlichen Saft mit dem Vanillemark und der ausgekratzten Schote in einem Topf aufkochen.
- Die Stärkemischung unter Rühren in die kochende Flüssigkeit gießen und einige Minuten köcheln lassen, bis die Stärke bindet.
- Dann die Früchte zugeben und je nach gewünschter Konsistenz einige Minuten kochen lassen.
- Nach dem Abkühlen die Vanilleschote entfernen.

Getränke

Fruchtiger Heidelbeer-Smoothie

Für 2 Portionen brauchen Sie:

250 g frische Heidelbeeren
200 g Joghurt, fettarm
4 TL Zucker oder 3 TL Agavendicksaft
1 Schuss Milch, fettarm

Und so geht's:

- Die Heidelbeeren vorsichtig waschen.
- Dann die Beeren mit dem Joghurt, dem Zucker beziehungsweise dem Agavendicksaft und der Milch mit dem Rührstab cremig schlagen.
- Der Smoothie wird kalt serviert.

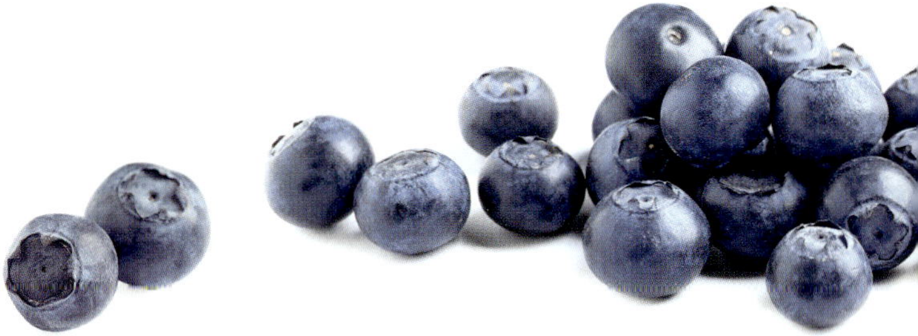

Milder Heidelbeer-Smoothie

Für 2 Portionen brauchen Sie:

125 g frische Waldheidelbeeren
1 Handvoll frische Minzblättchen
2 EL zarte Haferflocken
4 getrocknete Soft-Datteln
500 g Buttermilch

Und so geht's:

- Alle Zutaten mit dem Pürierstab pürieren.
- Den Smoothie in Gläser füllen und nach Belieben mit einem Strohhalm anrichten.

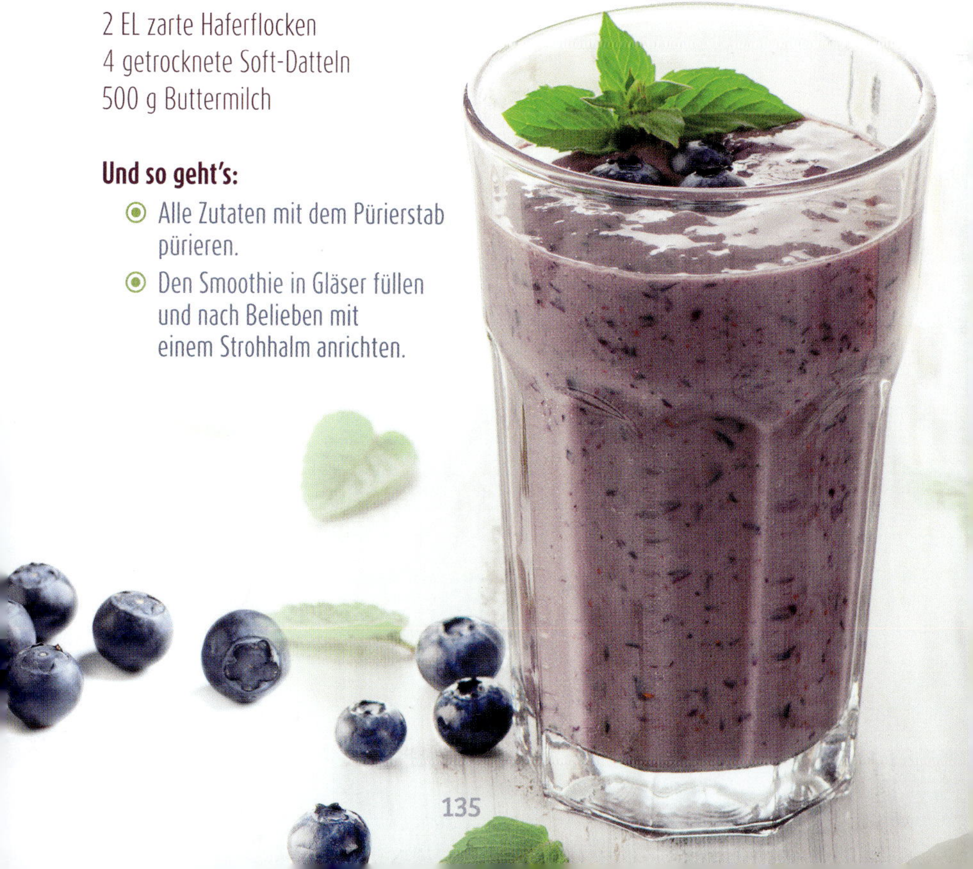

Heidelbeer-Buttermilch

Für 2 Portionen brauchen Sie:

125 g frische Heidelbeeren
250 g Buttermilch
2 EL Zitronensaft
Muskatnuss, gemahlen

Und so geht's:

- Alle Zutaten pürieren.
- Im Sommer können Sie noch Eiswürfel dazugeben und diese mitpürieren.

Heidelbeer-Himbeer-Smoothie

Sie brauchen:

½ Tasse Heidelbeeren
½ Tasse gefrorene Himbeeren
½ Banane, am besten gefroren
½ Tasse Wasser
Honig nach Bedarf

Und so geht's:

- Alle Zutaten pürieren.

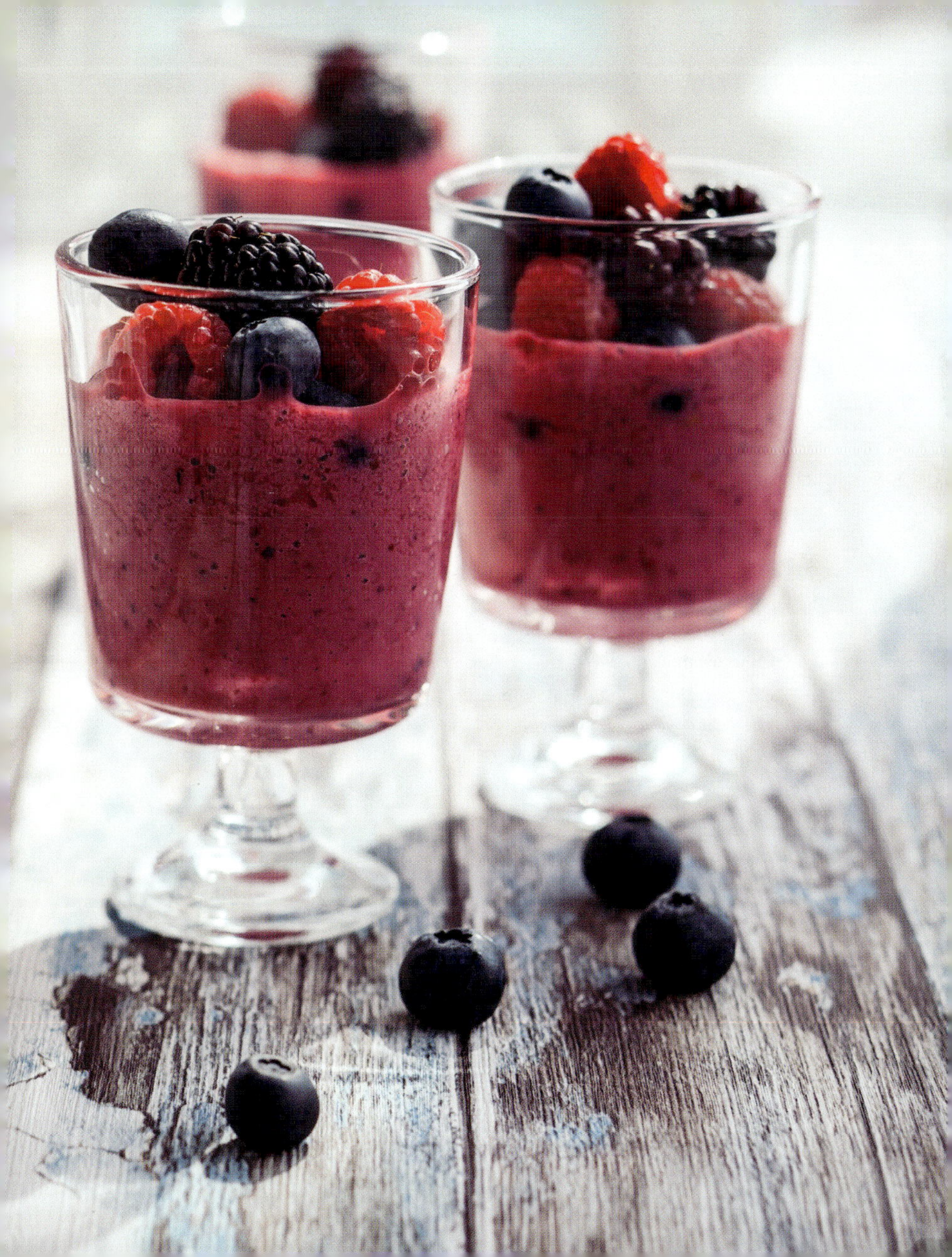

Sommer-Bowle

Sie brauchen:

Eiswürfelformen
Erdbeeren
Heidelbeeren
Kirschen
Minzblättchen
Rosenblütenblätter
Holzspieße
1 Flasche Roséwein
1 Flasche Rosésekt

Und so geht's:

- Eiswürfelformen mit etwas Wasser befüllen und in den Gefrierschrank stellen. Wenn das Wasser am Boden der Formen gefroren ist, in die Formen beliebig Früchte, Minzblättchen und Rosenblütenblätter geben. Dann mit Wasser auffüllen und wieder in den Gefrierschrankstellen.
- Früchte beliebig auf die Holzspieße spießen, immer mit einem Minzblättchen abschließen.
- Sekt und Wein in ein Bowlengefäß schütten, die fertigen Eiswürfel dazugeben.
- Die Früchtespieße auf einem Teller anrichten und zur Bowle servieren.

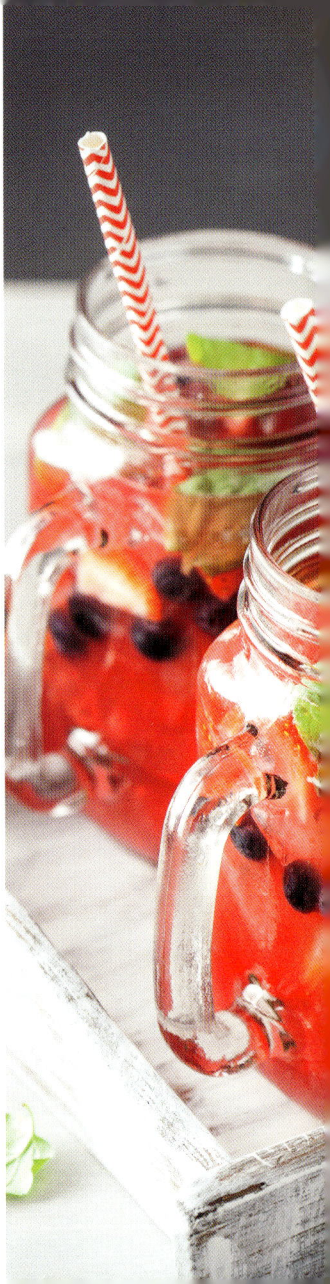

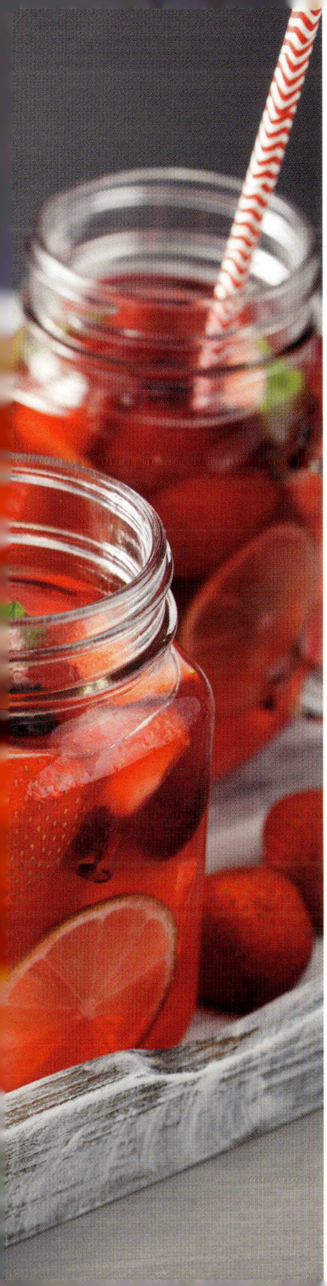

Heidelbeer-Likör

Sie brauchen:

250 g frische Heidelbeeren
1 Zimtstange
1 Msp. gemahlene Nelken
1 Pck. Vanillezucker
150 g weißer Kandiszucker
1 l Korn

Und so geht's:

- Alle Zutaten in eine dunkle Flasche füllen und gut verschließen.
- Die Flasche 3 Monate lang bei Zimmertemperatur stehen lassen.
- Die festen Bestanteile abfiltern.
- Den fertigen Likör wieder in die braune Flasche füllen.

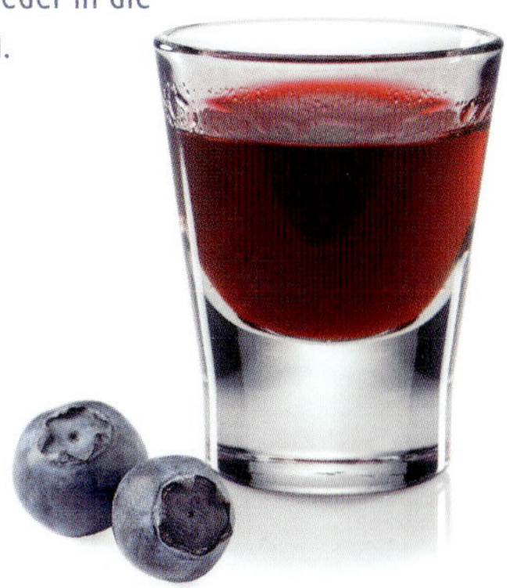

Heidelbeer-Konfitüre

Sie brauchen:
1 kg frische Heidelbeeren
600 g Gelierzucker

Und so geht's:

- Die Heidelbeeren vorsichtig waschen und gut abtropfen lassen.
- Die Beeren mit dem Zucker in einen großen Topf geben und 30 Minuten lang ziehen lassen.
- Die Masse rund 10 Minuten aufkochen, bis sie beginnt anzudicken.
- Die Konfitüre in sterile Gläser füllen und diese fest verschließen.

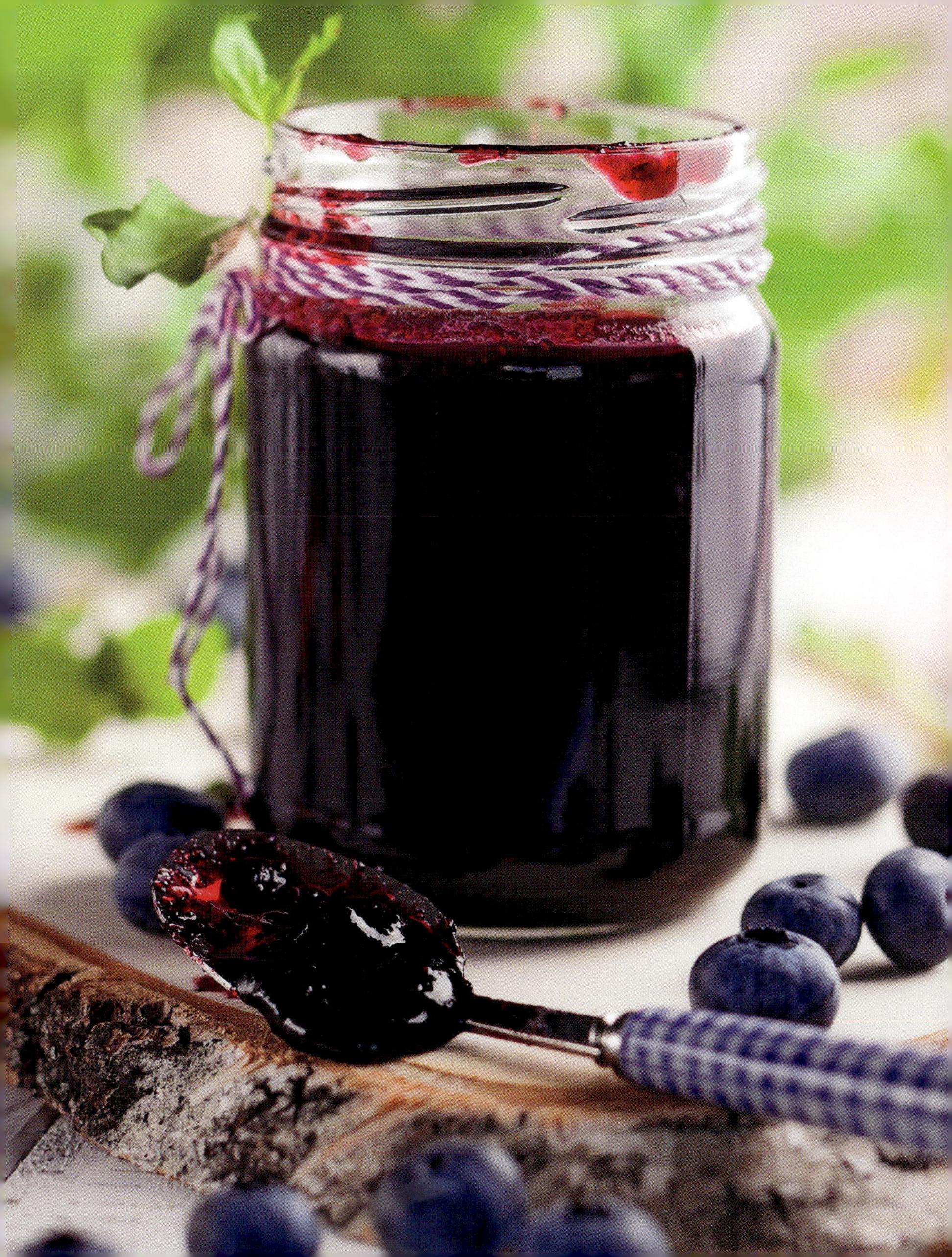

Waldheidelbeeren, der Jungbrunnen für Ihre Schönheit

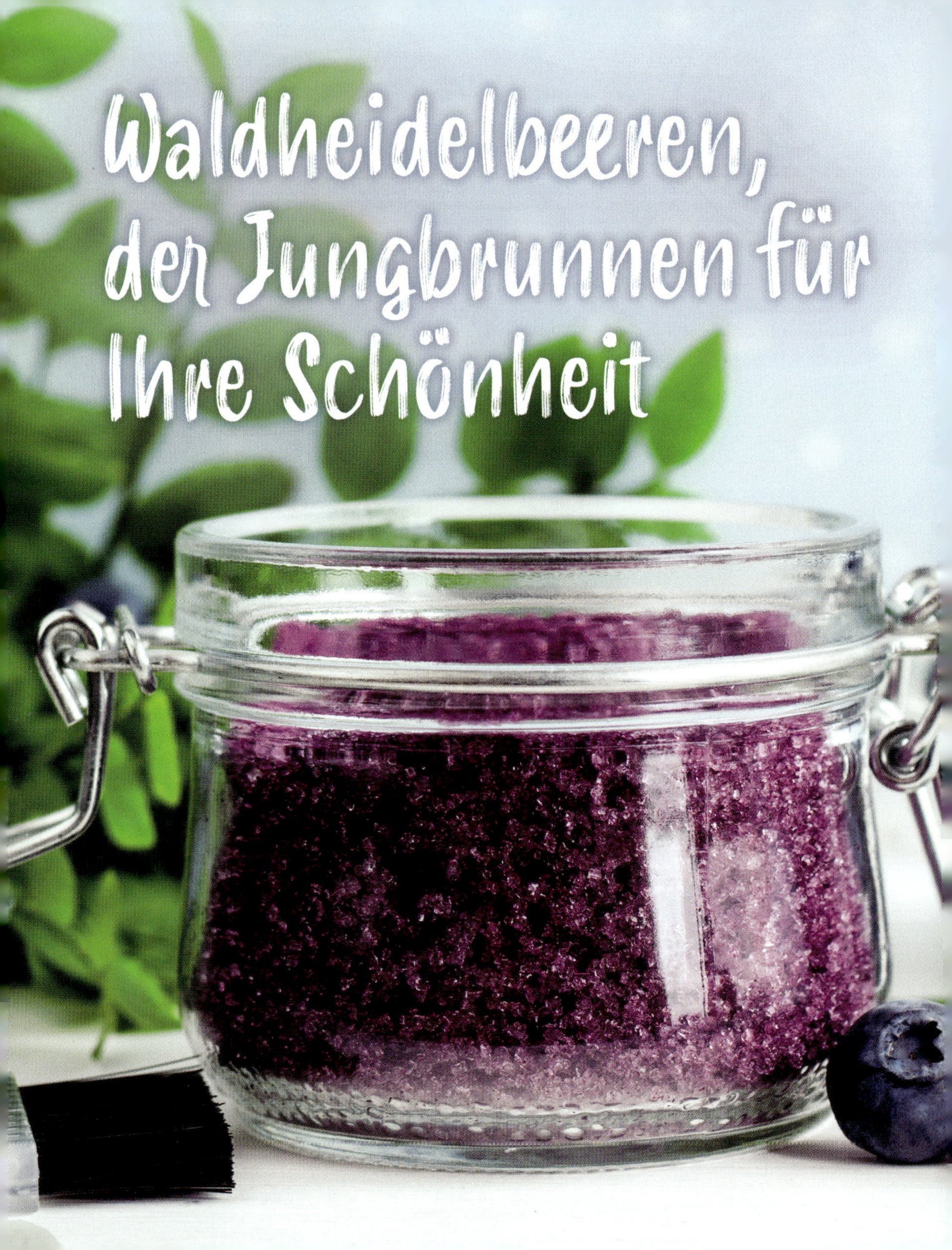

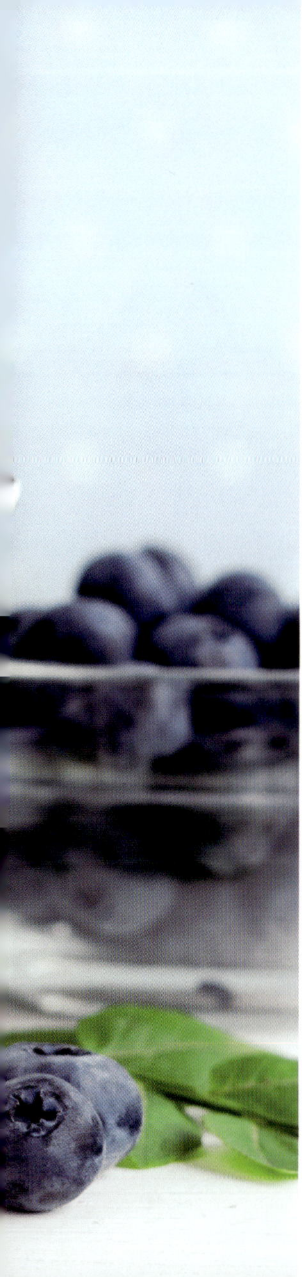

Auch in der Kosmetik hat die Waldheidelbeere ihren festen Platz. Wegen ihrer starken antioxidativen Kraft wird der Extrakt Gesichtscremes, Masken, Duschgels, Lippenpflegestiften, Haarfarben und Handseifen zugesetzt. Die Anthocyane verlangsamen den Alterungsprozess der Haut. Das in den wilden Heidelbeeren in hoher Konzentration enthaltene Vitamin C polstert die Haut auf. Außerdem wirken Heidelbeeren gegen Hautunreinheiten.

Auch ein ätherisches Öl wird aus der Heidelbeere gewonnen. Es enthält viele Antioxidantien und Vitamine sowie Omega-3- und Omega-6-Fettsäuren. Diese spenden der Haut Feuchtigkeit und erhöhen ihre Elastizität. Das Öl riecht angenehm fruchtig, beruhigt und wirkt sich positiv auf die Stimmung aus. Es wird für Massagen und zur Herstellung von Seifen verwendet. Sie bekommen das Öl in gut sortieren Apotheken, in Kräuterläden und natürlich im Internet.

Leider lässt die Auswahl an Kosmetikprodukten, die Heidelbeerextrakt enthalten, noch zu wünschen übrig. Deshalb habe ich hier für Sie einige »kosmetische« Rezepte zusammengestellt.

Feuchtigkeitsmaske (1)

Sie brauchen:
frische Heidelbeeren
Honig
Naturquark oder -joghurt

Und so geht's:

- Die Heidelbeeren zerdrücken.
- Heidelbeeren, Honig und Quark oder Joghurt zu gleichen Teilen vermischen.
- Die Maske auf das gereinigte Gesicht auftragen und 10–15 Minuten lang einwirken lassen.
- Dann die Maske mit lauwarmem Wasser abwaschen.
- Wenden Sie die Maske einmal in der Woche an.

Wenn Sie die Maske regelmäßig anwenden, lässt sich der Alterungsprozess der Haut verlangsamen. Außerdem wirkt sie regulierend auf den pH-Wert der Haut. Wegen der festeren Konsistenz bevorzuge ich die Variante mit Quark. Sie können aber auch Naturjoghurt verwenden.

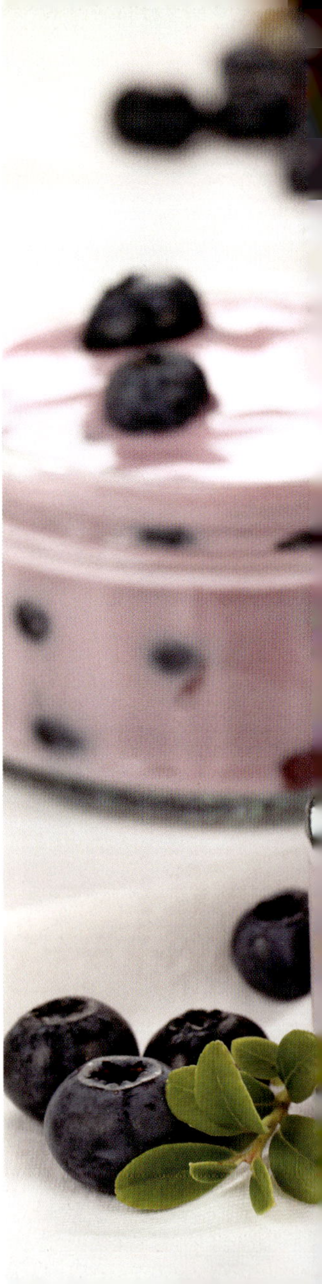

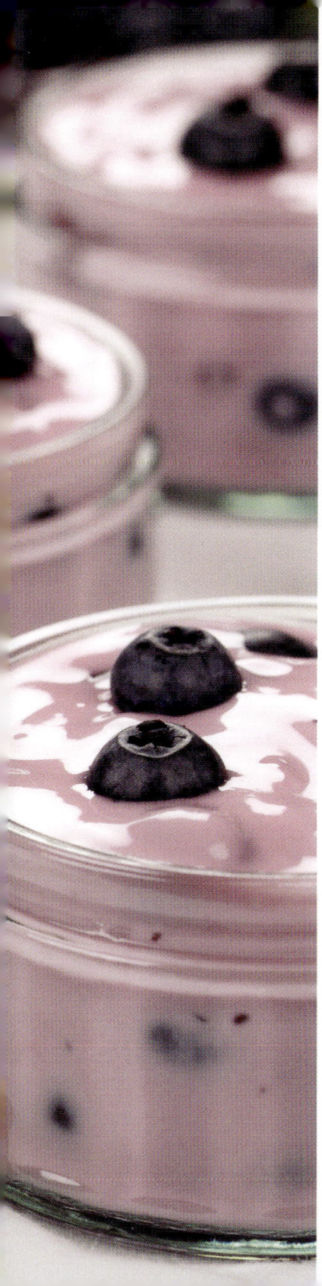

Feuchtigkeitsmaske (2)

Sie brauchen:

1 Handvoll frische Heidelbeeren
¼ Bienenpollen, aus dem Reformhaus
3 EL Honig, am besten Bio-Qualität oder
vom heimischen Imker
1 EL Olivenölmayonnaise
4 Tropfen Lavendelöl

Und so geht's:

- Die Heidelbeeren fein zerdrücken.
- Alle Zutaten miteinander verrühren, bis eine cremige Masse entsteht.
- Die Maske mit einem Pinsel auf das Gesicht auftragen, 20 Minuten einwirken lassen und mit warmem Wasser abspülen.

Sollten Sie allergisch auf Bienenstiche und -produkte sein, dann müssen Sie den Bienenpollen weglassen.

Gesichtsmaske gegen Spannungsgefühl auf der Haut

Ein Tag an der Sonne, vor allem am Wasser, in den Bergen oder im Schnee, hinterlässt häufig ein Spannungsgefühl auf der Haut. Auch hier hilft eine Maske mit Heidelbeeren.

Sie brauchen:

1 Handvoll Heidelbeeren
1 EL Naturjoghurt

Und so geht's:

- Die Beeren pürieren und mit dem Joghurt im Mixer mischen, bis eine sämige Masse entsteht.
- Die Maske mit einem Pinsel auf das Gesicht auftragen und 10 Minuten einwirken lassen. Dann mit lauwarmem Wasser abspülen.
- Tragen Sie anschließend eine Feuchtigkeitspflege auf die Haut auf.

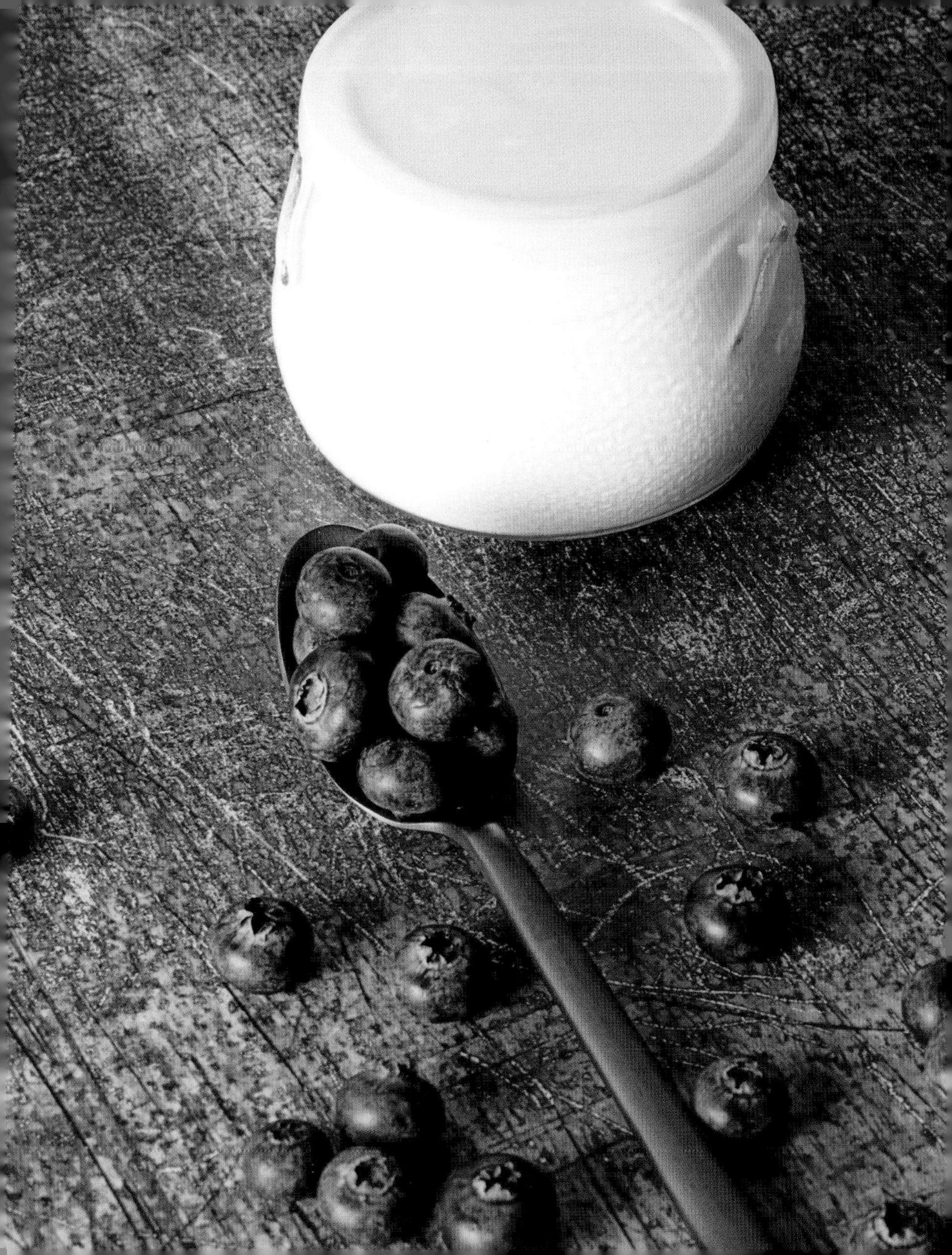

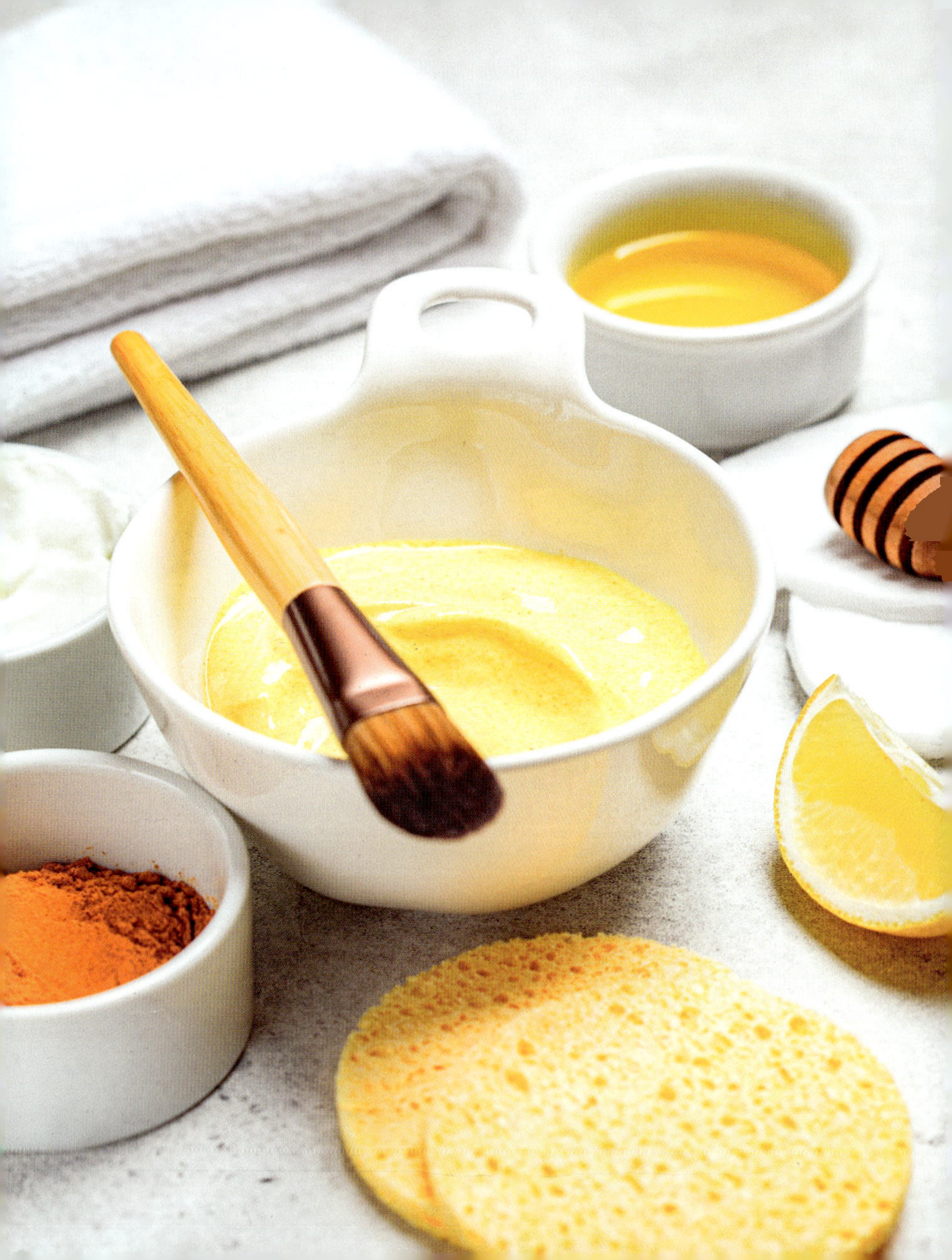

Beruhigende Gesichtsmaske

Diese Maske beruhigt gereizte Haut. Die Heidelbeeren enthalten viele Antioxidantien. Diese machen freie Radikale auf der Gesichtshaut unschädlich. Die Wirkstoffe der Kamille beruhigen gestresste Haut. Quark enthält Milchsäure, hilft beim Entfernen von überschüssigem Talg und spendet Feuchtigkeit. Der Zitronensaft beseitigt Verunreinigungen in den Poren.

Sie brauchen:

1 EL Naturquark
1 TL Zitronensaft, frisch gepresst
1 TL starken Kamillentee
4 Tropfen Blaubeeröl

Und so geht's:

- Die Zutaten gut vermischen.
- Die Maske mit einem Pinsel gleichmäßig auf das Gesicht auftragen und 5 Minuten einwirken lassen.
- Anschließend die Maske mit lauwarmem Wasser abwaschen.

Erfrischende Gesichtsmaske

Sie brauchen:

½ Banane
1–2 EL frische Heidelbeeren
2 EL Naturquark
1 TL Honig, am besten Bio-Qualität oder vom heimischen Imker
4 Tropfen Jojobaöl

Und so geht's:

- Die Banane und die Heidelbeeren zu einem feinen Brei zerdrücken.
- Quark und Honig dazugeben und alles gut miteinander vermischen.
- Zum Schluss noch das Jojobaöl unter die Masse rühren.
- Die Maske mit einem Pinsel großzügig auf Ihr Gesicht auftragen und 15 Minuten einwirken lassen.
- Anschließend mit lauwarmem Wasser abwaschen.

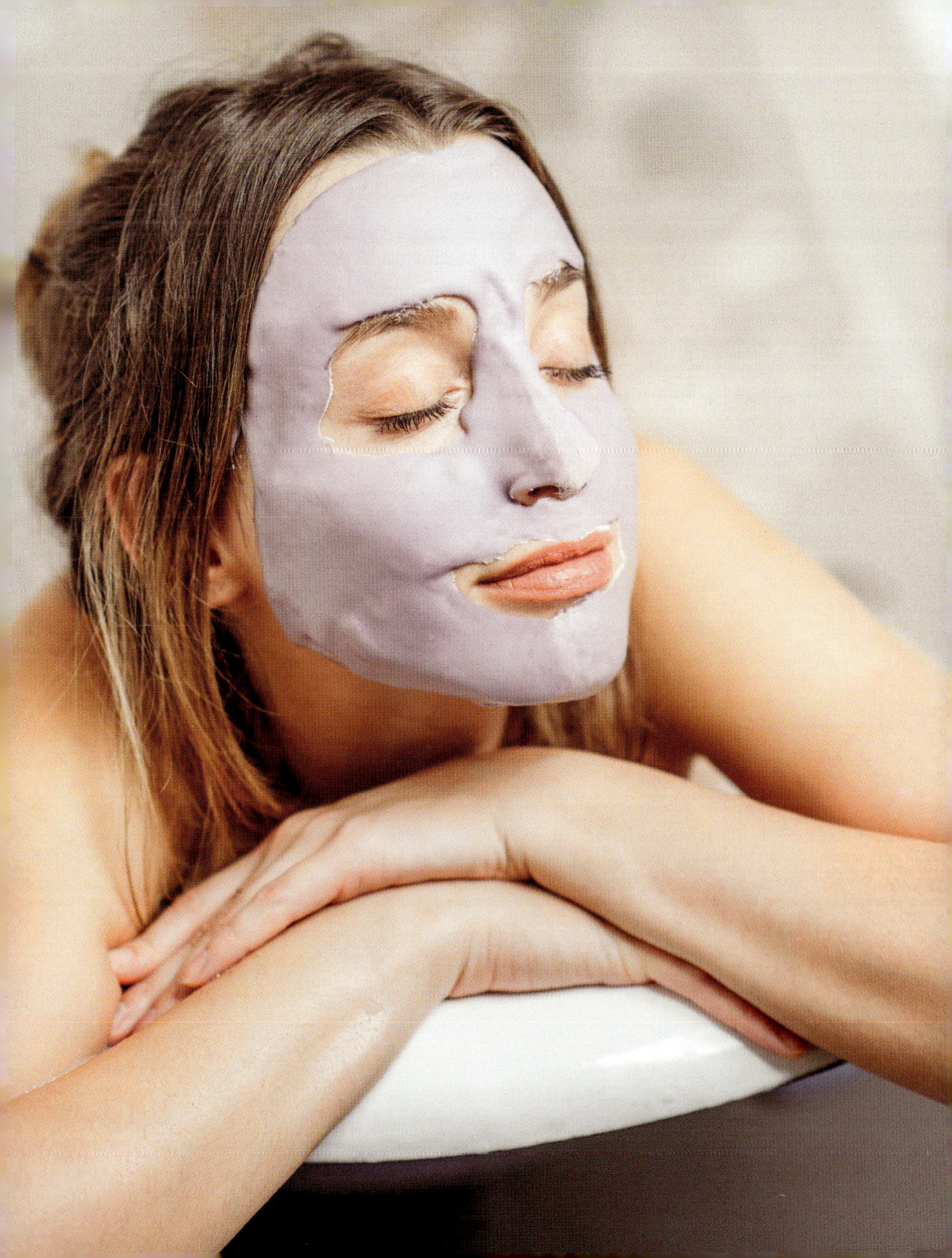

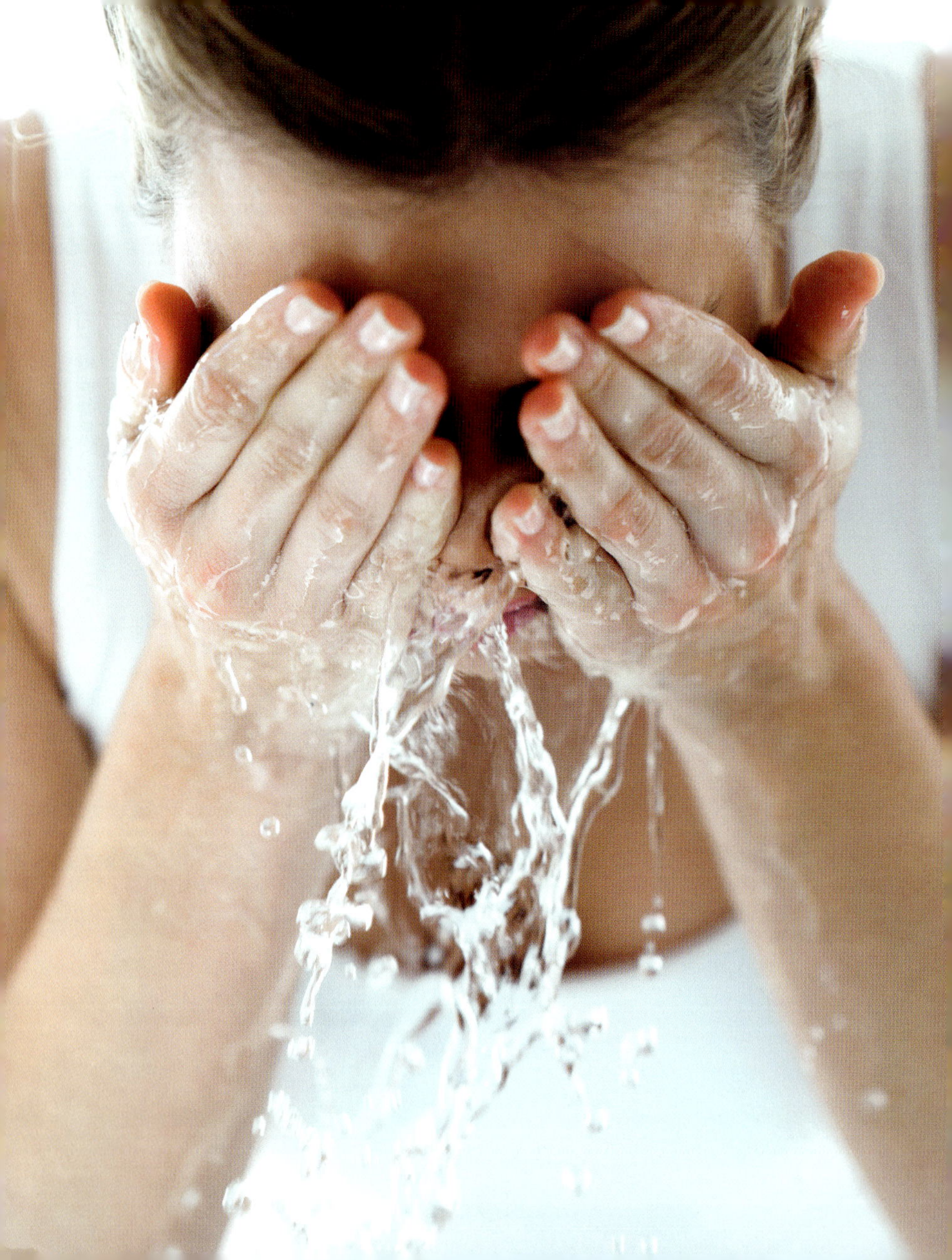

Reinigungsmaske

Sie brauchen:

½ Tasse frische Heidelbeeren
½ TL Maismehl
Saft von ½ Zitrone
1–2 EL Honig, am besten Bio-Qualität oder vom heimischen Imker

Und so geht's:

- Die Zutaten vermischen und cremig rühren.
- Die Mischung auf das Gesicht auftragen und 10–20 Minuten einwirken lassen.
- Anschließend mit lauwarmem Wasser abwaschen.

Pflegende Heidelbeer-Avocado-Maske

Sie brauchen:

½ reife Avocado
2 EL frische Heidelbeeren
20 ml Olivenöl (Güteklasse *Extra*)

Und so geht's:

- Die Avocado und die Heidelbeeren nacheinander zu einem Brei zerdrücken.
- Beide Zutaten zusammengeben und mit dem Öl vermischen.
- Die Maske mit einem Pinsel auf das Gesicht auftragen, 20 Minuten einwirken lassen und mit lauwarmem Wasser abwaschen.

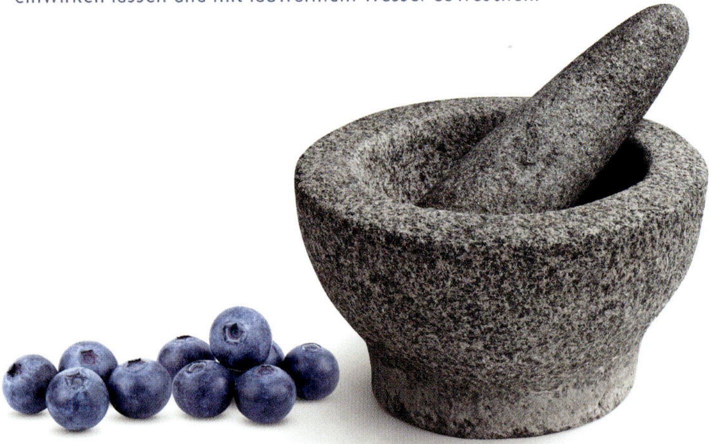

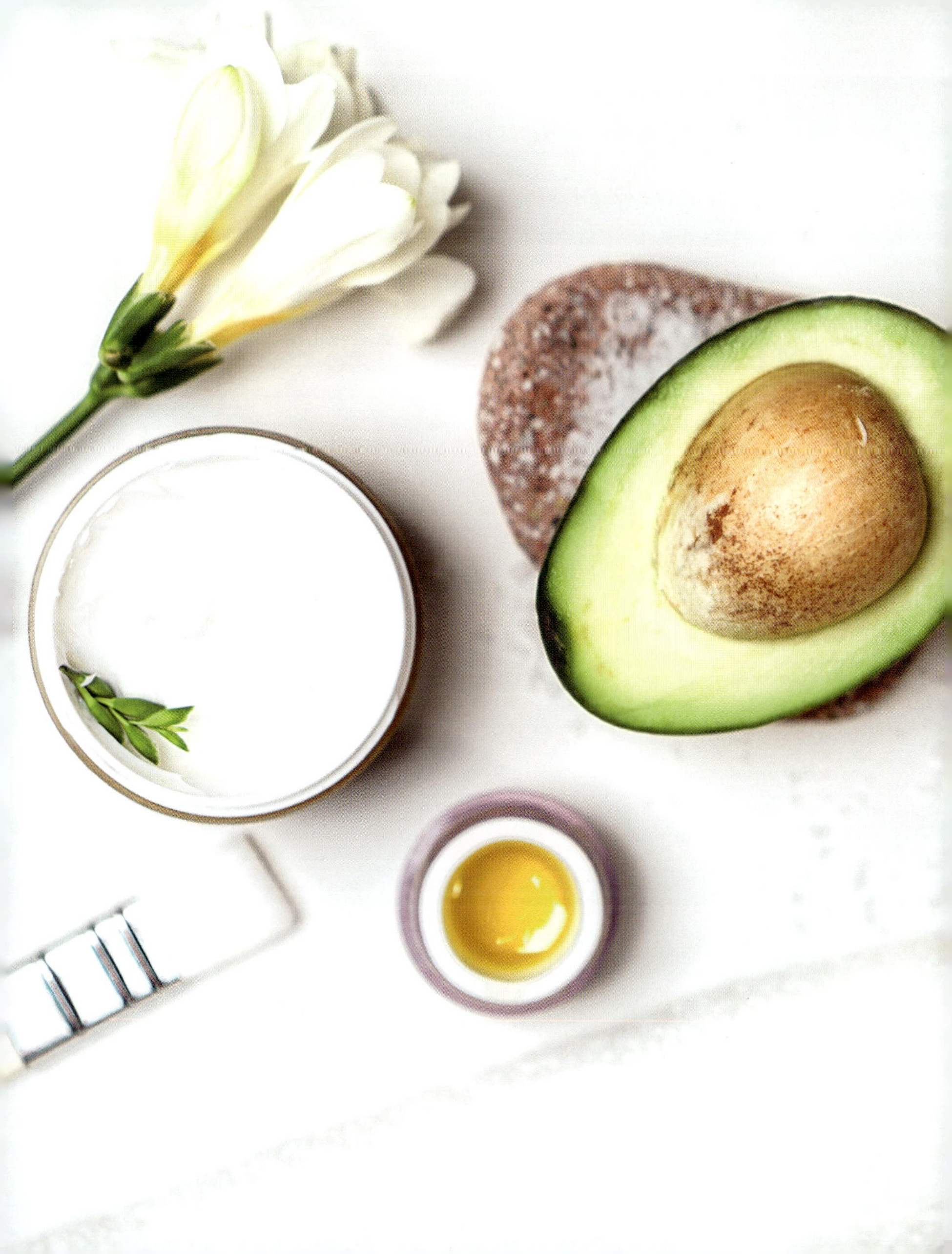

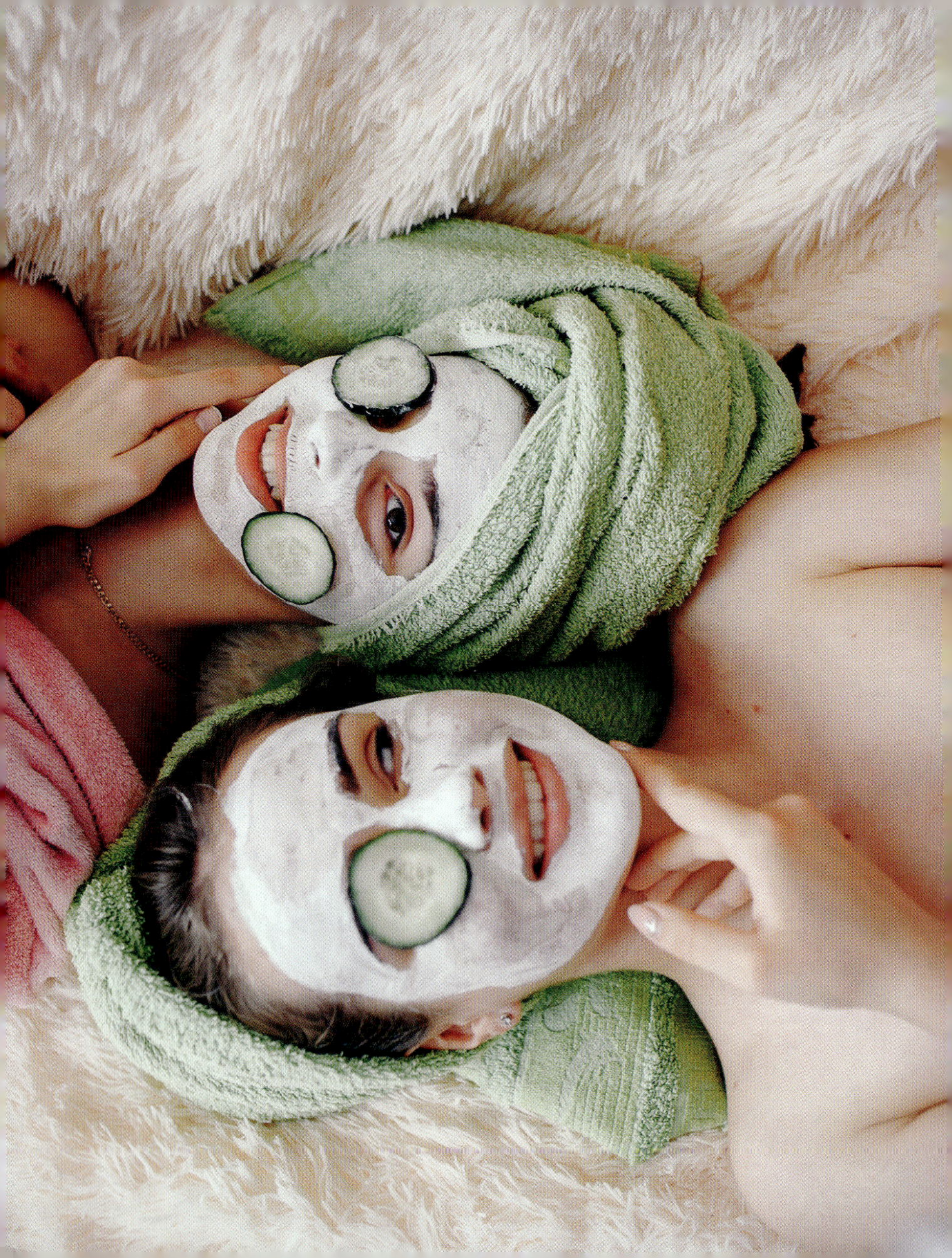

Gesichtsmaske für empfindliche und Mischhaut

Sie brauchen:

20 g frische Heidelbeeren
20 g Sauerrahm
½ TL Zitronensaft, frisch gepresst

Und so geht's:

- Die Heidelbeeren gut zerdrücken.
- Mit dem Sauerrahm zu einer cremigen Masse vermischen.
- Den Zitronensaft unterrühren.
- Die Maske mit einem Pinsel auf das Gesichts auftragen, 15 Minuten einwirken lassen, dann mit lauwarmem Wasser abwaschen.

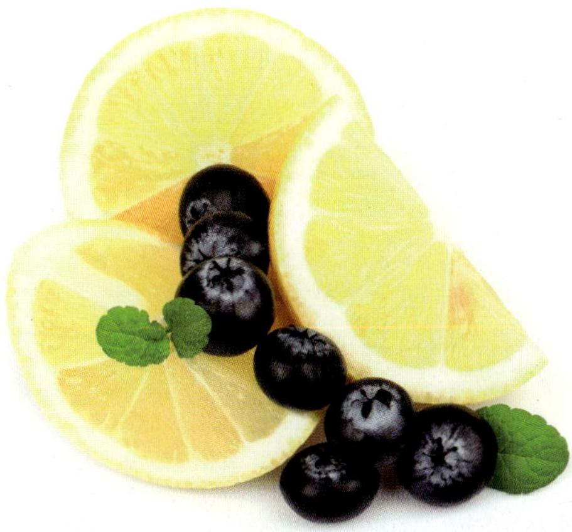

Gesichtsmaske gegen Akne (1)

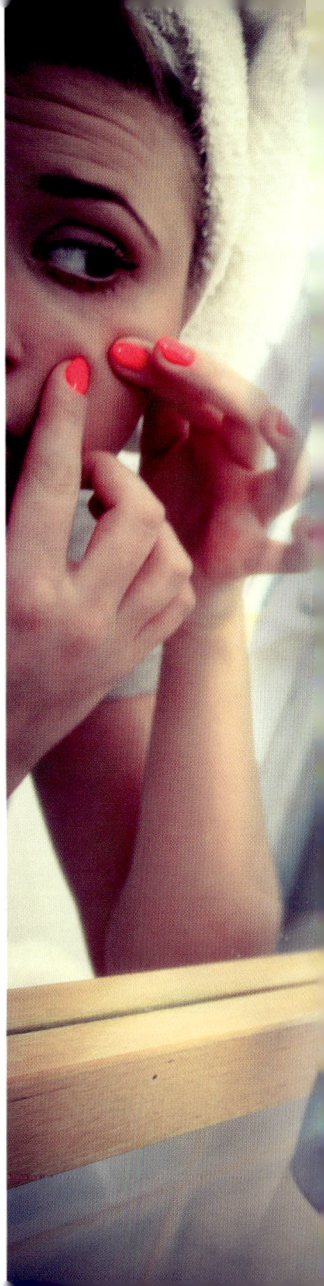

Die in den Heidelbeeren enthaltene Salicylsäure öffnet Poren. Überschüssiger Talg wird entfernt, das Hautbild wird verfeinert.

Sie brauchen:

40 g Heidelbeeren
60 ml Naturjoghurt

Und so geht's:

- Die Beeren zerdrücken.
- Heidelbeeren und Joghurt miteinander vermischen.
- Die Maske mit einem Pinsel auf das Gesicht auftragen, 10–15 Minuten einwirken lassen, dann mit warmem Wasser abwaschen.

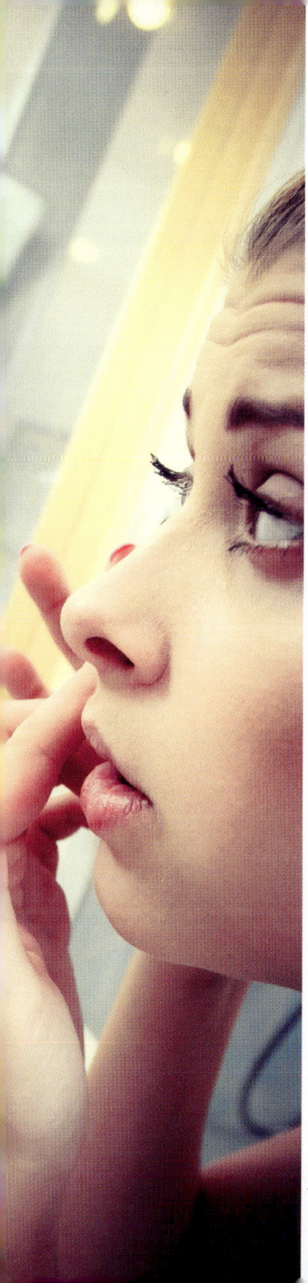

Gesichtsmaske gegen Akne (2)

Sie brauchen:

250 g getrocknete Heidelbeeren
¾ l kaltes Wasser

Und so geht's:

- Die getrockneten Beeren in kaltem Wasser ansetzen.
- Das Ganze 8 Stunden stehen lassen, dann stark einkochen.
- Die Maske auf das Gesicht auftragen und nach 1 Stunde mit lauwarmem Wasser abwaschen.

Körperpeeling

Sie brauchen:

120 g Heidelbeeren, frisch oder Tiefkühlware
200 g Haushaltszucker
3 EL Kokosöl

Und so geht's:

- Die Beeren in der Küchenmaschine oder mit dem Handmixer zerkleinern.
- Den Zucker und das Kokosöl dazugeben und alles miteinander vermischen.
- Das Peeling einmal in der Woche auf die feuchten Hände, Arme, Beine und Füße auftragen und in kreisenden Bewegungen einmassieren.
- Das Peeling mit lauwarmem Wasser abspülen.

Das Kokosöl beugt trockener Haut vor. Der Zucker löst abgestorbene Hautzellen und fördert außerdem die Durchblutung. Die Heidelbeeren liefern die wichtigen Antioxidantien.

Übrigens: Wenn Sie das Peeling in einem Einmachglas aufbewahren, hält es bis zu 4 Wochen.

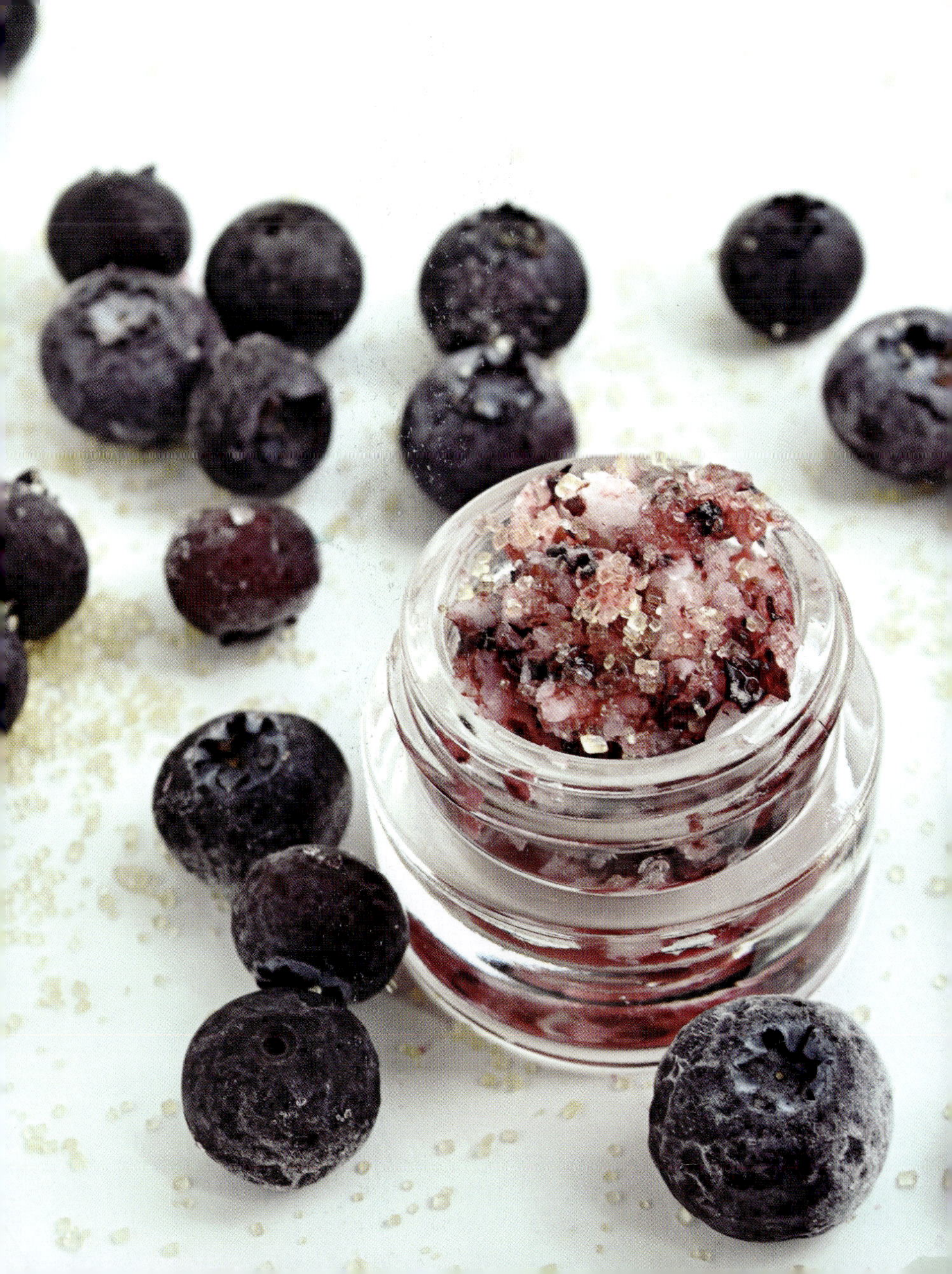

Gesichtspeeling bei unreiner Haut

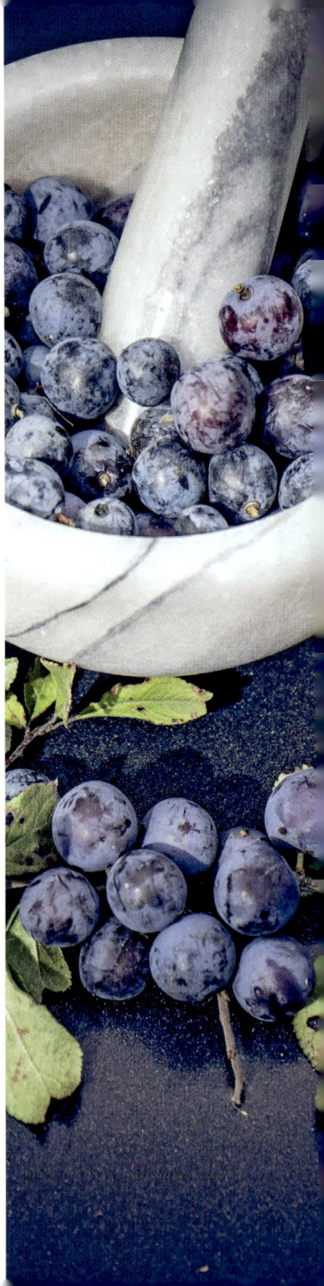

Sie brauchen:
1 EL Reis
1 EL Naturquark
1 EL Heidelbeeren
½ TL Zitronensaft

Und so geht's:

- Den Reis mit dem Mörser so zermahlen, dass er noch leicht körnig ist.
- Die Beeren zerdrücken.
- Alle Zutaten miteinander vermischen.
- Vor dem Auftragen die Maske ein paar Minuten stehen lassen, damit der Reis etwas weicher wird.
- Die Maske mit einem Pinsel auf das Gesicht auftragen, 10 Minuten einwirken lassen und dann mit warmem Wasser abspülen.

Wenden Sie diese Maske einmal in der Woche an.

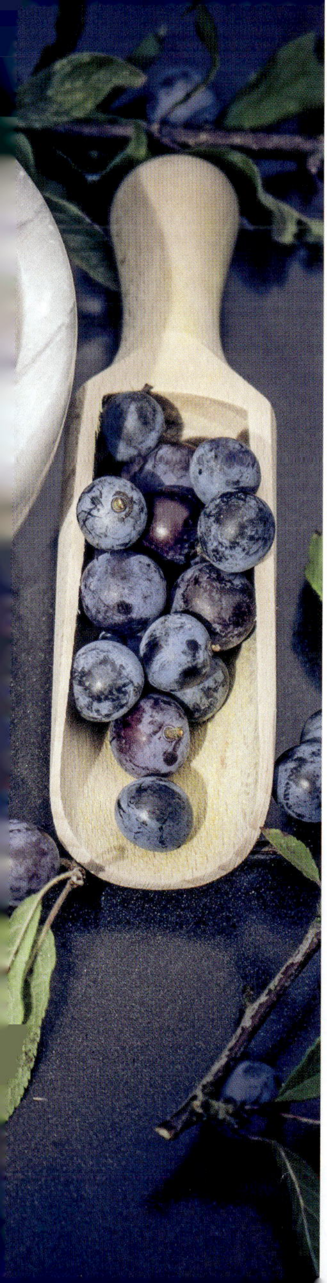

Sanftes Gesichtspeeling

Sie brauchen:

¼ Tasse Maismehl
2 EL pürierte Heidelbeeren
1 EL Naturjoghurt
2 EL Honig, am besten Bio-Qualität oder vom heimischen Imker

Und so geht's:

- Die Zutaten miteinander vermischen.
- Die Maske einmal wöchentlich mit einem Pinsel auf das gereinigte, feuchte Gesicht auftragen.
- Massieren Sie die Haut 2–3 Minuten lang, dann die Maske mit lauwarmem Wasser abwaschen.

Kompressen gegen geschwollene oder müde Augen

Unsere Augen erbringen täglich Höchstleistungen. Stundenlanges Arbeiten am Computer oder Autofahren im Dunkeln führen nicht selten dazu, dass diese am nächsten Morgen müde und geschwollen sind. Hier bewirken Heidelbeeren wahre Wunder.

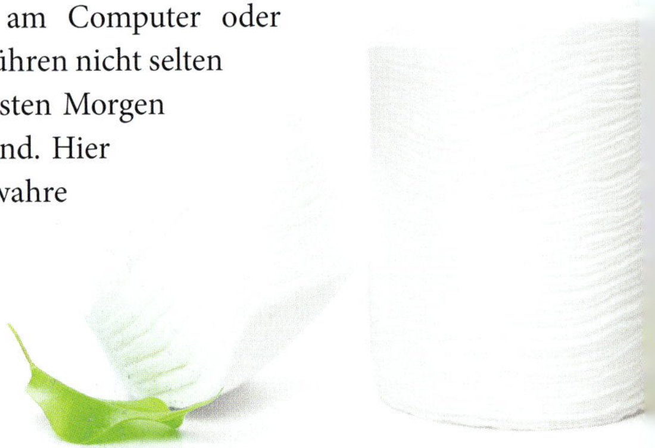

Sie brauchen

3–4 EL Heidelbeeren
½ l Wasser
(Augen-)Kompressen

Und so geht's:

- Die Heidelbeeren im kalten Wasser 3–4 Stunden ziehen lassen.
- Den Auszug aufkochen und rund 30 Minuten leicht weiterköcheln.
- Die Beeren durch ein Sieb passieren und den Auszug abkühlen lassen.
- Kompressen mit dem Sud tränken und diese ungefähr 30 Minuten auf Ihre Augen legen.

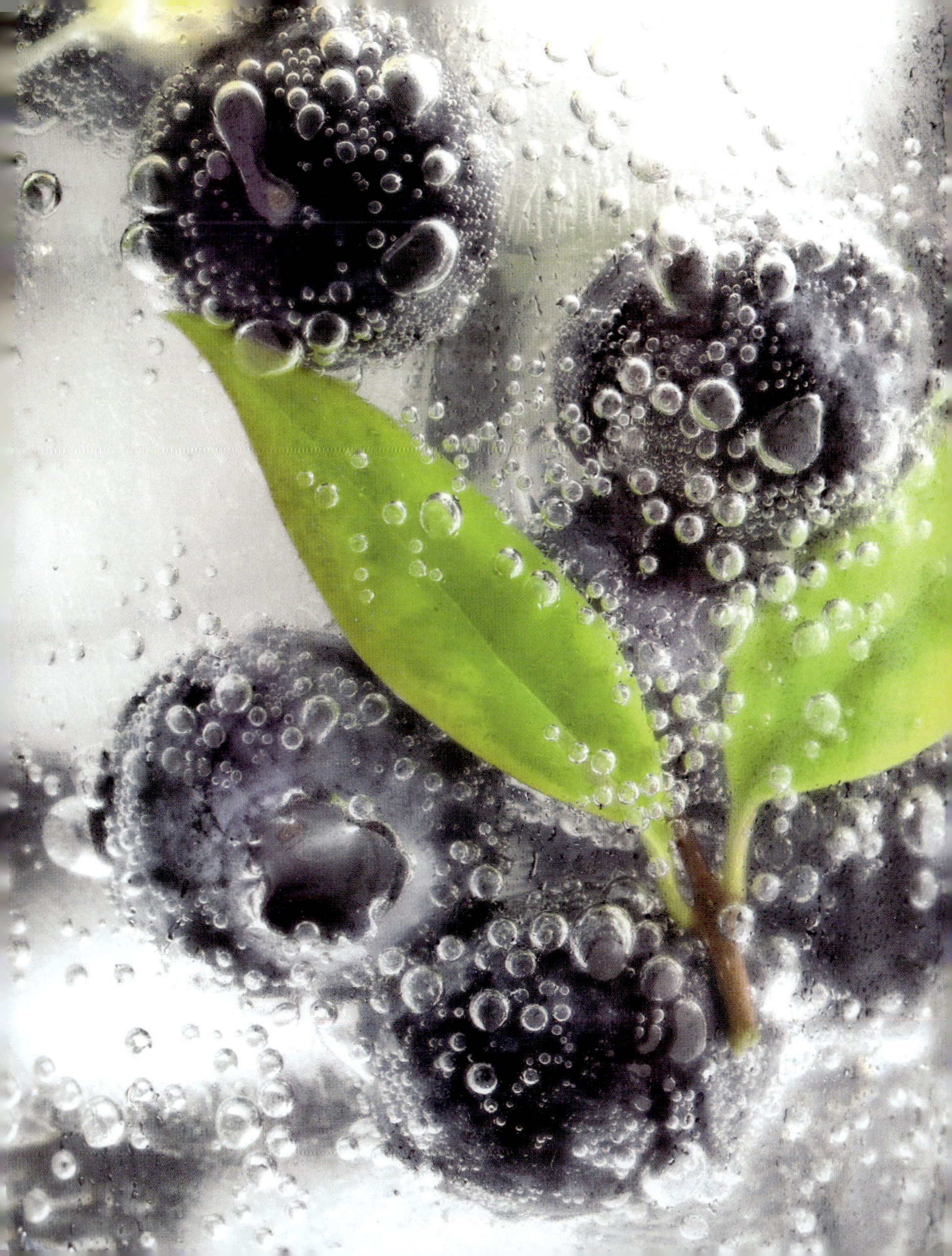

Literatur

Biesalski, Hans Konrad: *Vitamine, Spurenelemente und Minerale*, Georg Thieme Verlag, Stuttgart 2019.

Bingemer, Susanna: *Superfoods – Kraftpakete aus der Natur*, GU Verlag, München 2015.

Bock, Hieronymus: *Kreuter Buch Darinn Underscheidt Namen Unnd Wurckung Der Kreutter, Stauden*, Book on Demand Ltd. 2014.

Bühring, Ursel: *Praxis-Lehrbuch der modernen Heilpflanzenkunde*, Sonntag Verlag, Stuttgart 2005.

Chevallier, Andrews: *Das große Lexikon der Heilpflanzen*, Dorling Kindersley Verlag GmbH, München 2017.

Döll, Michaela: *Das Antioxidantienwunder*, F. A. Herbig Verlagsbuchhandlung, München 2003.

Dreßler, Margarete: *Die Heilkraft der Beeren*, Herbig Verlag, München 2011.

Hemgesberg, Hanspeter: *Natürlich gesund mit der Heidelbeere*, Midena-Verlag, München 1999.

Kneipp, Sebastian: *Meine Wasserkur*, MVS Medizinverlage, Stuttgart 2002.

Künzle, Johann: *Chrut und Uchrut*, AT Verlag, Aarau 2017.

Lonicerus, Adamus (Adam Lonitzer): *Kreuterbuch*, 1557.
Löser, Evemarie und Frank: *Heidelbeere: Herkunft, Anwendungen und Rezepte*, Demmler Verlag, Ribnitz-Damgarten 2015.
Newedel, Karl: *Beerenglück für Genießer*, Bassermann Verlag, München 2016.
Schwarz, Gabriela: *Die Heilkraft der Kräuter: Von Bärlauch bis Wacholder*, F. A. Herbig Verlagsbuchhandlung GmbH, München 2010.
Schwarz, Gabriela: *Die 100 gesündesten Lebensmittel*, Kopp Verlag, Rottenburg 2013.
Tabernaemontanus, Jacobus Theodorus: *Neuw Kreuterbuch*, 1588.
von Bingen, Hildegard: *Heilkraft der Natur. ›Physica‹*, Herder Verlag, Freiburg 1999.
Wick, Marion: *Wildpflanzen in der Naturküche*, Husum Druck- und Verlagsgesellschaft, Husum 2012.

Endnoten

Sämtliche Links in den Quellenangaben waren bei Redaktionsschluss online zugänglich. Für Links, die nach der Veröffentlichung von den Seitenbetreibern gelöscht oder verändert wurden, übernehmen Autor und Verlag keine Verantwortung. Manche verlorene Links können mithilfe der Wayback Machine im Internet Archive aufgefunden werden: *https://archive.org/web/*.

1 Joanna L Bowtell , Zainie Aboo-Bakkar, Myra E Conway, Anna-Lynne R Adlam, Jonathan Fulford: *Enhanced task-related brain activation and resting perfusion in healthy older adults after chronic blueberry supplementation*, Appl Physiol Nutr Metab, 2017 Jul; 42(7):773-779. doi: 10.1139/apnm-2016-0550. Epub 2017 Mar 1.

2 *https://pubmed.ncbi.nlm.nih.gov/20625989.*

3 Rodriguez-Mateos A et al.: *Circulating Anthocyanin Metabolites Mediate Vascular Benefits of Blueberries: Insights From Randomized Controlled Trials, Metabolomics, and Nutrigenomics*, J Gerontol A Biol Sci Med Sci 2019 Jun 18;74(7):967-976. doi: 10.1093/gerona/glz047; *https://academic.oup.com/biomedgerontology/article/74/7/967/5321875.*

4 Biedermann L, Mwinyi J, Scharl M, Frei P, Zeitz J, Kullak-Ublik GA, Vavricka SR, Fried M, Weber A, Humpf H-U, Peschke S, Jetter A, Krammer G, Rogler G.: *Bilberry ingestion improves disease activity in mild to moderate ulcerative colitis. An open pilot study*, J Crohn's Colitis 2013; 7: 271-279.

5 Sundus Khalid et al.: *Effects of Acute Blueberry Flavonoids on Mood in Children and Young Adult*, Nutrients 2017, 9(2), 158; *https://doi.org/10.3390/nu9020158.*

6 Apaydin EA, Maher AR, Shanman R, Booth MS, Miles JN, Sorbero ME et al.: *A systematic review of St. John's wort for major depressive disorder*, Syst Rev 2016; 5(1): 148); *https://pubmed.ncbi.nlm.nih.gov/27589952/.*

7 April J Stull, Katherine C Cash, William D Johnson, Catherine M Champagne, William T Cefalu: *Bioactives in blueberries improve insulin sensitivity in obese, insulin-resistant men and women*, J Nutr 2010 Oct;140(10):1764-8. doi: 10.3945/jn.110.125336. Epub 2010 Aug 19.

8 Aedín Cassidy, Kenneth J. Mukamal, Lydia Liu, Mary Franz, A. Heather Eliassen, Eric B. Rimm: *High Anthocyanin Intake Is Associated With a Reduced Risk of Myocardial Infarction in Young and Middle-Aged Women*, Circulation. Volume 127, Issue 2, 15 January 2013, Pages 188-196; *https://doi.org/10.1161/CIRCULATIONAHA.112.122408.*

9 Peter J Curtis et al.: *Blueberries improve biomarkers of cardiometabolic function in participants with metabolic syndrome – results from a 6-month, double-blind, randomized controlled trial*, The American Journal of Clinical Nutrition, Volume 109, Issue 6, June 2019, Pages 1535–1545; *https://doi.org/10.1093/ajcn/nqy380.*

10 Andrea Dreiseitel et al.: *Berry anthocyanins and their aglycons inhibit monoamine oxidases A and B. Pharmacol*, Res 2009 May;59(5):306-11. doi: 10.1016/j.phrs.2009.01.014. Epub 2009 Feb 5.

11 E. Mitchell Seymour et al.: *Blueberry Intake Alters Skeletal Muscle and Adipose Tissue Peroxisome Proliferator-Activated Receptor Activity and Reduces Insulin Resistance in Obese Rats*. Journal of Medicinal FoodVol. 14, No. 12; *https://doi.org/10.1089/jmf.2010.0292*

12 *https://www.bmel.de/SharedDocs/Downloads/DE/_Ernaehrung/NVS_ErgebnisberichtTeil2.pdf?__blob=publicationFile&v=2.*

13 Widén C et al.: *Consumption of bilberries controls gingival inflammation*, Int J Mol Sci, 2015 May 11;16(5):10665-73. doi: 10.3390/ijms160510665..

Bildnachweis

© shutterstock: 15 Immaculate / 17 Natata / 22 Jason Slesinski / 32 gritsalak karalak / 33 Stivog / 52 Tanya_mtv / 53, 81 New Africa / 59 Piotr Wytrazek / 72 Helena-art / 82 puhhha / 83 Elena Zlatomrezova / 85 Alex Coan / 99 Marta Teron / 127 Tanya Sid / 128 pieceofmind / 128 alya_haciyeva / 154 Runrun2 / 164 FabrikaSimf /

© adobe stock: 4, 5, 6, 7 JMattsonJohnson / 8, 9, 10, 47 aksol / 11 Jacek Jasinski / 12 stockcrafter / 14 Casther / 14, 42, 43, 53, 85, 134, 139 New Africa / 16, 17 derfotomester / 19 Al_Zahra / 20, 21 lily / 24 zaikina / 25 eyegelb / 25 amy_lv / 27 NataliTerr / 28 juliasudnitskaya / 30 evgeniya_m / 31 reineg / 34 gritsalak / 35 ra2 studio / 36 contrastwerkstatt / 36 M.Dörr & M.Frommherz / 36, 37, 38, 39, 41, 42, 43 Olga Che / 38 Production Perig / 40 alicja neumiler / 45 xamtiw / 46 MNStudio / 48 ilfotokunst / 50 ROMAN DZIUBALO / 54 teen00000 / 55 peterschreiber.media / 56 Gianmichele / 56 Tim UR / 57 Dionisvera / 58 marina_ua / 60 lola1960 / 62 Robert Biedermann / 63 neirfy / 64 Mikhaylovskiy / 66 AliEfe / 67, 68 istry / 69 Goffkein / 70, 71 fotoknips / 73 Maris Kiselov / 75 Pixel-Shot / 76 sebra / 78, 79 Howard / 80 rh2010 / 84 margo555 / 85 motorolka / 86 Nataliia /

87 vicu9 / 88 happy_lark / 91 shaiith / 92 Satjawat / 93 ImLucky / 94 HandmadePictures / 95 karepa / 96 istetiana / 100 anna_shepulova / 103 xMarshall / 105 fascinadora / 106 Sea Wave / 109 Photobeps / 110 foodolia / 111 EM Art / 113 asab974 / 115 juefraphoto / 117 Corinna Gissemann / 119 kate_smirnova / 120 karepa / 123 Stephanie Frey / 124 Agata / 131 Igor Dudchak / 132 Kitty / 135 bit24 / 137, 141 Svetlana Kolpakova / 138, 139 dusk / 139 Dmytro Smaglov / 142 kazmulka / 144, 145 Markus Mainka / 147 karinast123 / 148 vaaseenaa / 151 rh2010 / 152 nenetus / 154 supamas / 155 IrynaV / 156 hetmanstock2 / 157 alex555 / 158, 159 anetlanda / 161 IndrePau / 162, 163 Steidi / 165 Wirestock

Über die Autorin

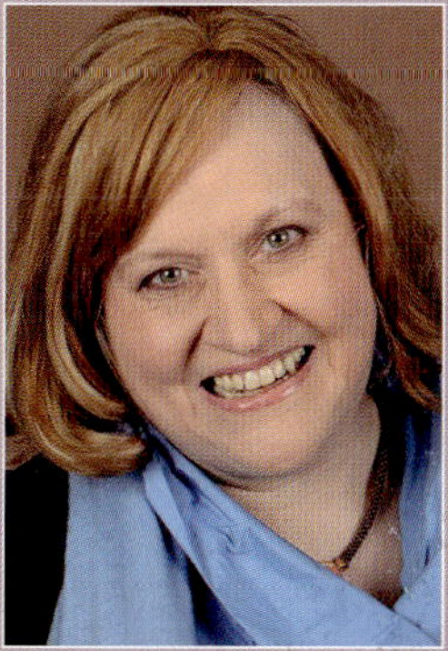

Gabriela Schwarz, Jahrgang 1958, studierte Chemie und arbeitet heute erfolgreich als freie Autorin und Medizinredakteurin. Sie hat bereits zahlreiche Patientenratgeber zu unterschiedlichen Erkrankungen (Alzheimer, Diabetes, Depression etc.) sowie Bücher zu verschiedenen gesundheitlichen Themen (*Sauerkraut und Kohl – ein gesundes Gemüse, Küchenkräuter – gut für unsere Gesundheit, Die 100 gesündesten Lebensmittel,* u. a.) geschrieben. Außerdem betreut sie eine Fachzeitschrift für Psychiater und Neurologen, arbeitet als freie Autorin für einen medizinischen Fachverlag und für mehrere medizinische Fachagenturen. Gabriela Schwarz lebt und arbeitet in München.

Das umfassendste Nachschlagewerk über die einzigartigen Heilkräfte der natürlichen Medizin

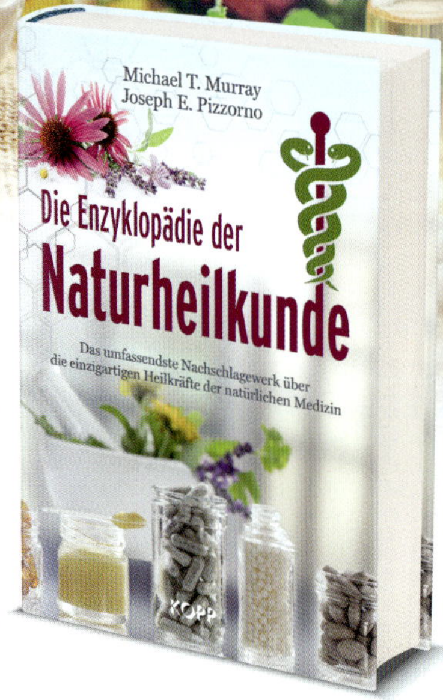

Mit diesem Buch wird erstmals eine deutschsprachige Ausgabe des internationalen Bestsellers der beiden weltbekannten naturheilkundlichen Ärzte und Autoren Michael Murray und Joseph Pizzorno vorgelegt. Das Nachschlagewerk wurde überarbeitet und um die aktuellsten natürlichen Heilmethoden für die gängigsten Erkrankungen ergänzt.

Michael Murray und Joseph Pizzorno konzentrieren sich darauf, die Gesundheit zu unterstützen und Krankheiten mit nebenwirkungsfreien, natürlichen Maßnahmen zu heilen. Dieses Buch zeigt Ihnen, wie Sie Ihre Gesundheit durch eine positive Einstellung, einen gesunden Lebensstil, eine gesunde Ernährung und Ergänzungsmittel stärken können, und gibt Ihnen viele praktische Ratschläge.

Das Ziel der Autoren ist es, die Vorstellung zu zerstreuen, Naturmedizin sei keine »echte« Medizin. Dazu stellen sie Beispiele und Studien vor, die die Wirksamkeit einer ganzheitlichen Methode in der Patientenversorgung aufzeigen.

Das Buch behandelt wichtige Themen des heutigen Gesundheitswesens, darunter Krebsvorsorge, Entgiftung und innere Reinigung. Die alphabetisch geordnete Enzyklopädie bietet Heilansätze für mehr als achtzig Erkrankungen wie Diabetes, Zöliakie, Parkinson usw. Darüber hinaus erfahren Sie: • Methoden, um sich vor Krankheiten zu schützen, indem Sie wichtige Körpersysteme stärken • die wichtigsten Ursachen und Symptome jeder Erkrankung • die therapeutischen Erwägungen, die Sie kennen sollten • detaillierte Behandlungsübersichten, die die wirksamsten Nahrungsergänzungsmittel und pflanzlichen Arzneimittel beinhalten.

Die Enzyklopädie der Naturheilkunde ist ein wertvolles Nachschlagewerk und eine unverzichtbare Lektüre für alle, die ihre Gesundheit verbessern wollen.

großformatig gebunden • 1167 Seiten • zahlreiche Abbildungen • ISBN 978-3-86445-745-6